75歳からのがん治療

「決める」ために知っておきたいこと

監修
小川朝生
Asao Ogawa
国立がん研究センター東病院
精神腫瘍科長

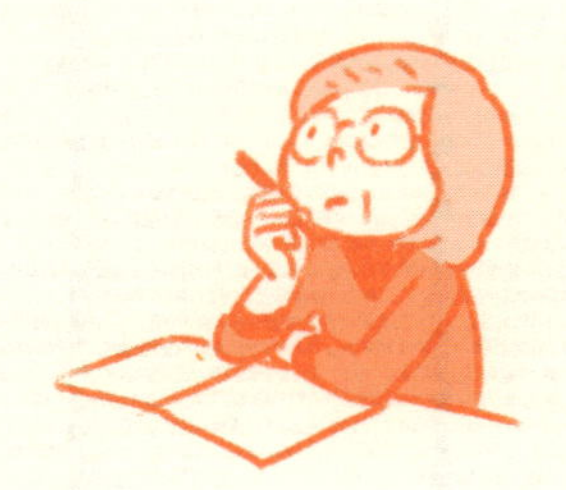

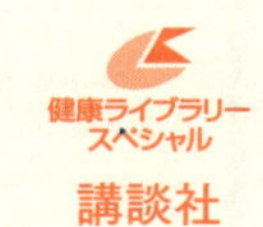

講談社

まえがき

がんは、国民の2人に1人が罹患するといわれる国民病です。毎年新たに100万人以上の方ががんの診断を受け、治療を考えます。

がんの治療技術は大きく進歩をしています。治療がふだんの生活に与える影響を少なくする試みも進み、今やがんの治療の大半は外来通院でおこなわれる時代になりました。

一方で、がんに罹患する方の半数近くを75歳以上の方が占めています。75歳というのは、日常生活に制限がなく過ごすことのできる期間、健康寿命とされる年齢です。個人差がありますので一律にとは言えませんが、おおよそ75歳を超えると、がんへの対応は、治療の効果と心身への負担のバランスを取りながら考えていくことが大事になります。実際に、がんの患者さんの約5割はなんらかの併存症をもち、約4割に心身の機能の低下がみられ、約3割は、日常の暮らしになんらかの注意が必要といわれています。

がんは、ある意味、慢性疾患の様相を呈するようになってきています。「がんを治す」ことが大事なのはもちろんですが、一方で「心身の機能を保ち」「日常生活を守る」ことにも目を配りながら、治療を選ぶことが重要です。

しかし、がんの診断を受け、治療方法を話し合うとなると、「すぐに治療をしないと死んでしまうのではないか」とか「歳も歳だし、しんどいことはかなわない」など、いろいろな想いも湧きます。なにをどのように考えていけばよいのかわからず、患者さんもご家族も戸惑うことが多いのです。

そこで本書では、ご高齢の方が、がんの治療を選ぶ際に知っていただくと役立つことをまとめてみました。とくに、ふだんの生活を大切にしながら安心して過ごし、治療を受けていただくうえで大事な点を具体的に取り上げるよう試みました。

本企画が、みなさまが安心して過ごすうえで、なんらかのお役に立てば幸いです。

国立がん研究センター東病院精神腫瘍科長
小川朝生

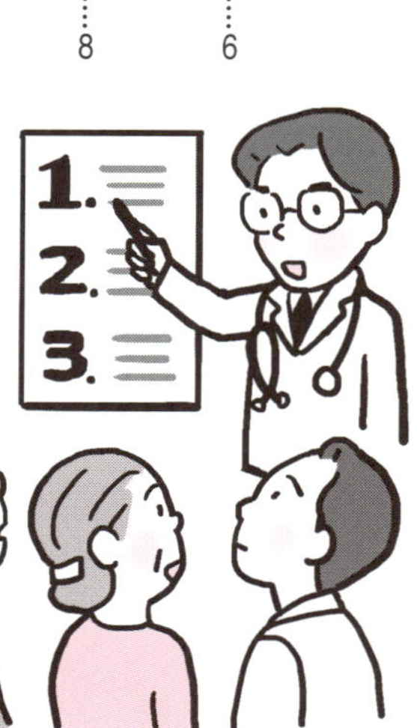
1.
2.
3.

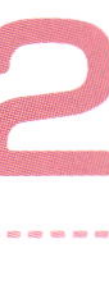

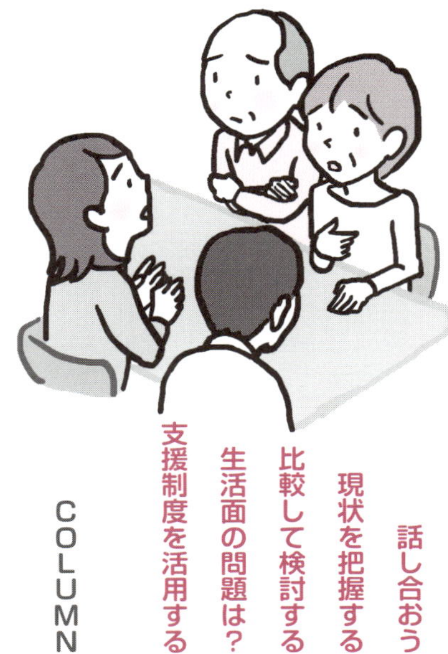

3

4 がんの治療に取り組む

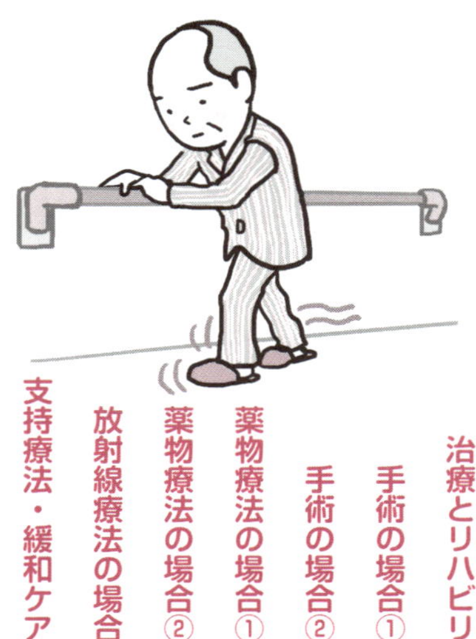

5 がんとともに暮らす …… 69

高齢者のがん

「決めること」は次から次へとやってきます

がんは早期発見、早期治療が重要とされます。
しかし年齢によっては、がんとわかっても治療を受けるべきか、
受けられる状態なのか、疑問や不安に思う人も多いでしょう。
高齢だからこそ、先のことを見据えながら対応を考えていく必要があります。

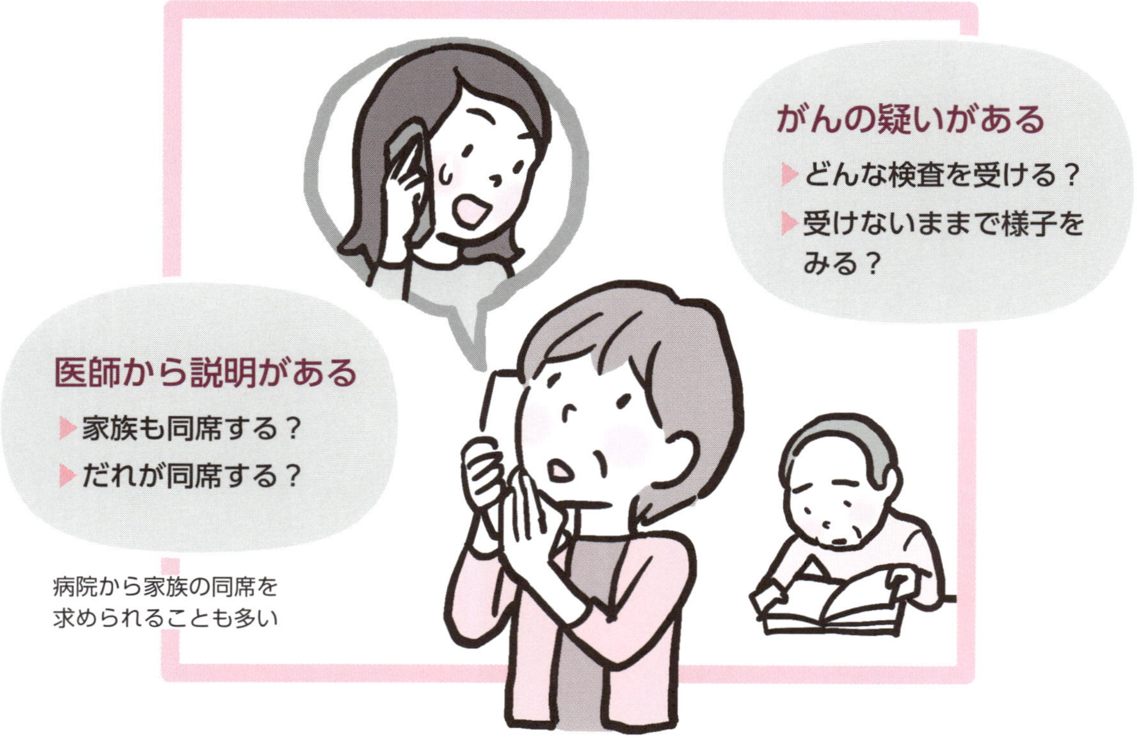

がんの疑いがある

- どんな検査を受ける？
- 受けないままで様子をみる？

医師から説明がある

- 家族も同席する？
- だれが同席する？

病院から家族の同席を求められることも多い

本人や家族の考えはいろいろ。
十分に話し合おう

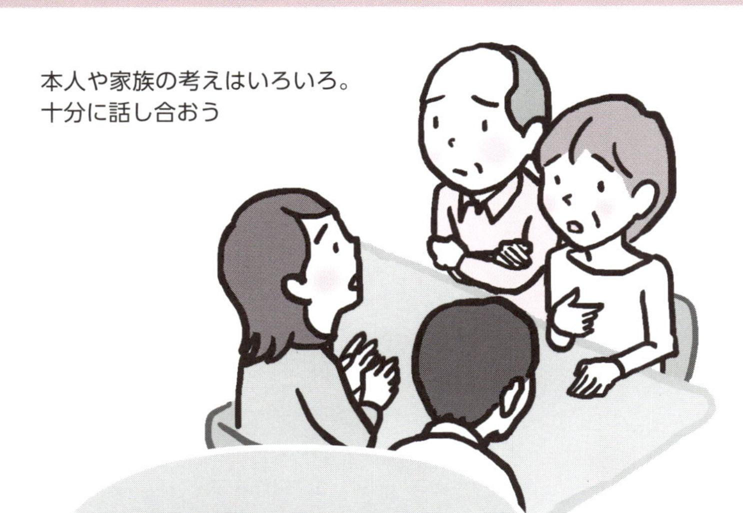

がんとわかったら……

- 生活や体調にどんな影響が？
- 積極的に治療する？
- 当面は様子をみる？

生活に関しては……

- 日々の暮らしに支えは必要？必要なら、だれが担う？
- これから先、どこで暮らす？

治療については……

- どんな治療を受ける？
- 治療中や治療後は、だれが、どんなサポートをする？
- 通院時など、だれがつきそう？

納得のいく選択・決定
をくり返していこう

容態が悪化したときは……

- だれに、どんな対応を求める？

環境を整えるために……

- だれが、どこに、どんなことを相談する？
- 介護保険の申請などはだれがする？

あせらず「これから」を考えていきましょう

どんなに高齢でも、がんとわかれば本人も家族も動揺することが多いもの。
早く方針を決めなければとあせる気持ちも生まれやすいのですが、
即断は避けたいもの。「本当にそれでよい？」と問い直し、検討することが大切です。

死ぬのはいやだ

一刻も早く治療を受けなければ！

▶大半のがんは急激には進みません。高齢の場合、がんがあってもほかの要因で亡くなる人も少なくありません。

がんで苦しむのはつらそう

つらい治療は受けたくない

しんどいことはしたくない

▶先入観で決めつけず、本人の考え、全身の状態、より負担の少ない治療法がないかなど、確かめていきましょう。

高齢だからがんの治療には耐えられないだろう

治療を受けるとしたら治療後のこと、積極的な治療を避けるなら様子の見守り方なども考えながら、今、出すべき答えを見つけていきましょう。

家族の考えに任せたい

決められない

▶自分だけ、家族だけでなんとかしようとせず、専門家に相談してみましょう。

家族は面倒をみられない

1

がんのようだ。さて、どうしよう

高齢者の場合、がんそのものに対する不安だけでなく、
がんの治療に耐えられるかという不安もあるでしょう。
がんという病気のこと、高齢だからこその問題点を
改めて整理しておきましょう。

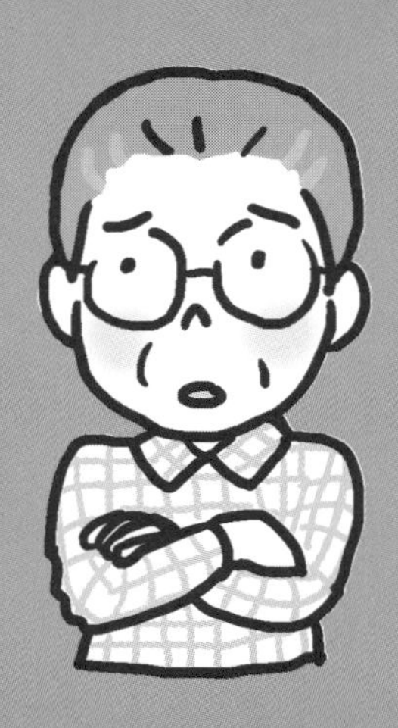

なぜ今なのか

がんは、そもそも高齢者に多い病気です

老化はがんをまねく要因のひとつ

「この年になって、がんになるなんて」と嘆いている人もいるでしょう。しかし、がんはそもそも高齢者に多い病気です。

がんは悪性腫瘍ともいわれます。悪性腫瘍はがん細胞のかたまりです。なんらかの原因で、体の細胞の一部が無制限に増え続ける性質をもつがん細胞に変化してかたまりをつくり、正常な組織を破壊していくのです。

老化は、細胞のがん化を促す要因のひとつです。年齢が高くなればなるほどがんになりやすいのは、避けがたいことでもあるわけです。

がんが疑われるきっかけ

がんの発見を目的にしない検査で偶然がんが見つかる例も多くあります。

健康診断で異常がみられた

一般的な健康診断でがんの有無は判断できませんが、なんらかの異常があり、詳しく調べた結果、がんの疑いがあるとわかることはあります。

がん検診を受けた

自治体でおこなわれているがん検診がきっかけという人は少なくありません。

症状があり、検査を受けた

痛み、血尿、血便、長引く咳や血痰(けったん)が出た、しこりがある、急激な体重減少など、さまざまな症状の原因を調べ、がんとわかることもあります。

別の病気の治療・経過観察中だった

別の目的で実施された検査で、たまたま新たながんが見つかることもあります。

がんと年齢の関係

がんの患者さんの多くは高齢者です。命にかかわることもある病気ですが、年齢が高くなればなるほど、がん以外の原因で亡くなる人が増えます。

▼年齢層別がん罹患数（2020年）

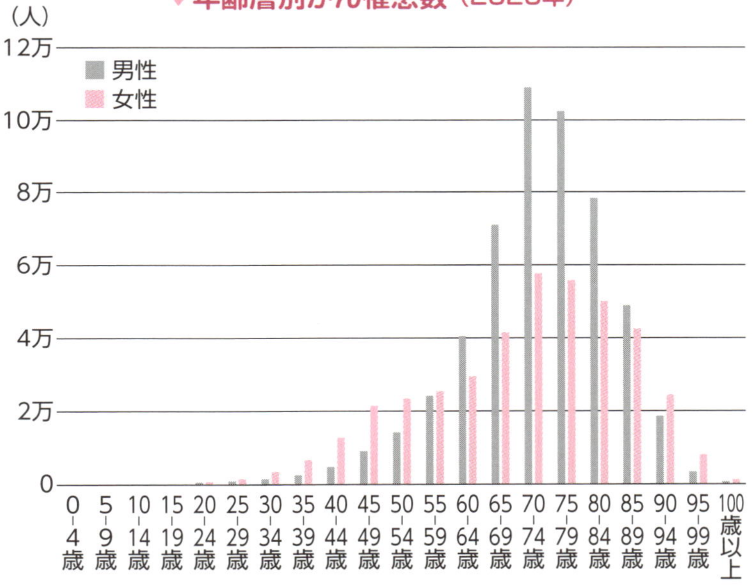

罹患数とは、1年間のうち新たにがんと診断された人の数のこと。7～8割は65歳以上、75歳以上が4割強を占めている

▼高齢者の死因（2023年）

	1位	2位	3位
70代	がん	心疾患	脳血管疾患
80代	がん	心疾患	老衰
90代以上	老衰	心疾患	がん

（国立がん研究センターがん情報サービス「がん統計」、厚生労働省「人口動態統計」による）

がん検診は何歳まで受けるものなのか？

がん検診は、がんを早期に発見し、がんで亡くなる人を減らす目的でおこなわれるものです。日本では、がん検診の終了年齢についての定めはありません。80歳でも3～4人に1人はがん検診を受けています。一方、欧米の多くの国は74歳までとしています（大腸がん検診の場合）。

がんが早期の段階で見つかれば、体の負担が少ない治療法が選択できる可能性はあります。しかし、たとえば大腸の内視鏡検査にともなう穿孔（腸の壁に穴があくこと）のリスクは高齢になるほど高まります。そもそも年齢が高くなればなるほど、がんを治療しても寿命に差は出にくく、早期発見のメリットは少ないということもあります。

何歳まで受けるかは、一人ひとりの判断しだいです。

がんのいろいろ

かかりやすいがんは性別、年齢により少し違います

男性は前立腺がん、高齢女性は大腸がんが最多

がんは、がん細胞が初めに発生した部位(原発部位)などにより、いくつもの種類に分けられます。近年、日本で最も多くみられるがんは大腸がんですが、性別や年齢による違いもあります。男性に限れば前立腺がん、女性では乳がんが最多です。また75歳以上の高齢者に限った場合、女性では乳がん以上に大腸がんが多くみられます。

がんの部位により、出やすい症状や治療が及ぼす影響などは異なることもあります。自分の場合はどうか、主治医に確認しておきましょう。

日本人に多いがんの種類

患者数の多いがんと、亡くなる人が多いがんは必ずしも一致しません。

▼全年齢の罹患数(2020年)

	総数	男性	女性
1位	大腸	前立腺	乳房
2位	肺	大腸	大腸
3位	胃	肺	肺
4位	乳房	胃	胃
5位	前立腺	血液のがん※	子宮

▼75歳以上の死亡数(2022年)

	男性	女性
1位	肺	大腸
2位	胃	肺
3位	大腸	膵臓
4位	前立腺	胃
5位	膵臓	血液のがん※

▼75歳以上の罹患数(2020年)

	男性	女性
1位	前立腺	大腸
2位	肺	乳房
3位	胃	肺
4位	大腸	胃
5位	肝臓	膵臓

(国立がん研究センターがん情報サービス「がん統計」、厚生労働省「人口動態統計」による)

※悪性リンパ腫、白血病、多発性骨髄腫の合計

がんができる主な部位

がんの多くは、原発部位の名前をつけて呼ばれます。自分のがんはどこにあるのか、臓器の位置を確認しておきましょう。

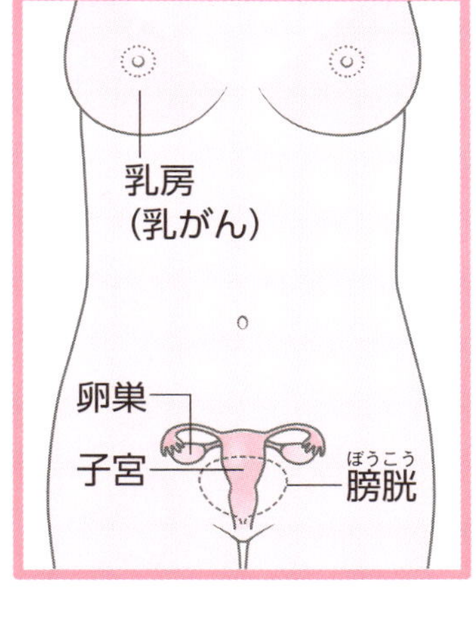

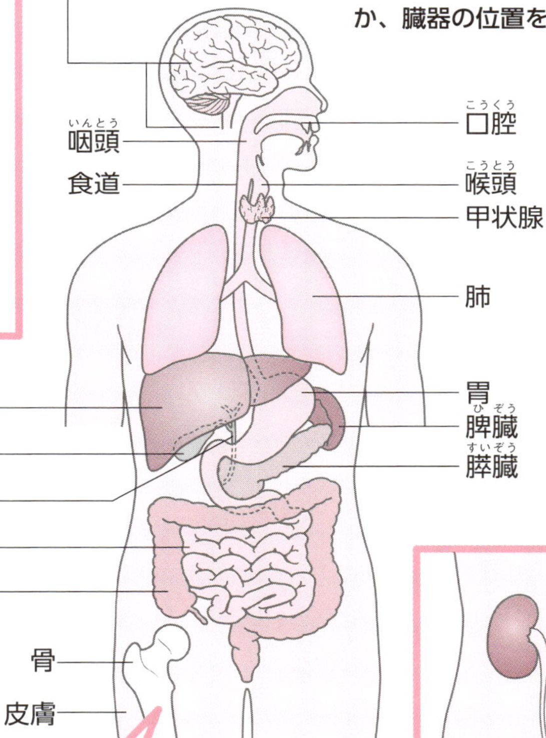

血液のがん

白血球など、血液に含まれる血液細胞ががん化する血液のがんは、血液細胞がつくられる骨の中や血液、リンパ節などで異常に増える（多発性骨髄腫、白血病、悪性リンパ腫）

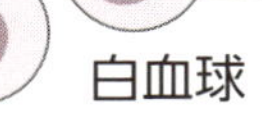

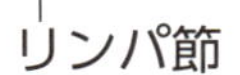

がんの治療法

治療法そのものは年齢を問わず共通です

負担がかかりすぎないようにする配慮が必要

がんの進行度は一般にステージ0～4の大きく5つの段階に分けられます。数値が大きいほど進行している状態を示します。治療は、がんの範囲が限られていれば手術や放射線療法、ある程度進行している場合や血液のがんには、全身に作用する薬物療法を中心に進めます。

高齢でも基本は同じですが、がんの治療は多かれ少なかれ体に負担がかかります。薬の副作用の管理なども必要です。高齢の場合、治療の効果を求めるだけでなく、負担がかかりすぎないようにする配慮が必要です。

がん治療の一般的な流れ

治療の内容は人によって異なりますが、一般的には次のように進められます。

がんの疑い

精密検査

がんの診断（確定診断）

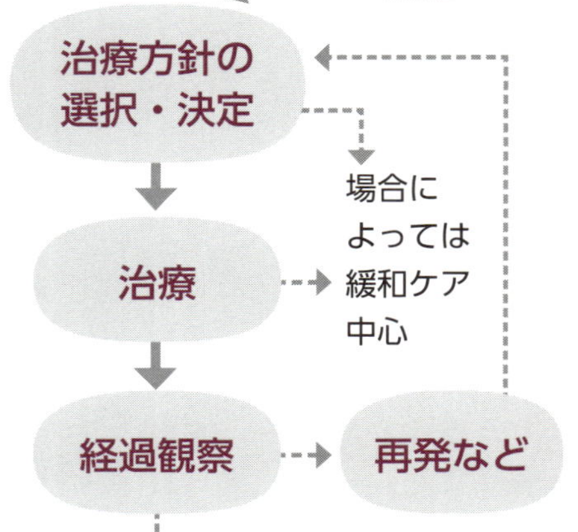

■ 血液検査
負担は軽い。腫瘍マーカーといわれる、がんがあると増えやすい物質の量をはかることも

■ 画像検査
負担は比較的軽いが、一定の姿勢を保ち続けるのが難しいことも。造影剤を使う場合、副作用にも注意が必要

■ 内視鏡検査
飲食の制限、検査機器の挿入、挿入時の姿勢、鎮静薬の使用など、負担は重め

■ 生検
病巣の組織の一部を採取してがんかどうか確かめる検査。負担は重め

がんに対する主な治療法

十分な治療効果を得るには標準治療（→ P18）をおこなうのが有効ですが、併存症がある場合などは、複数の治療法を併用する集学的治療はさける傾向があります。

手術

完全に病巣を切除できれば完治も期待でき、術前の検査などで手術可能と判断されていれば高齢でも選択可能です。ただし、手術にともなう合併症（せん妄など→ P56）が起こる危険性は歳をとるほど高まります。

がんの種類や進行の程度によっては、体を大きく切らずに病巣を取り除いたり、治療したりする方法が可能な場合もあります（→ P23）。

高齢の場合、回復にかかる時間も長くなりやすい

薬物療法

抗がん剤は、がん細胞だけでなく正常な細胞をも傷つけるおそれがあります。副作用の多くはコントロール可能ですが、高齢の場合、体力の低下が進むこともあります。

新しい治療薬（分子標的薬など→ P60）も登場しており、体への負担は小さい場合もあります。

自宅で内服すればよい薬も増えている

放射線療法

手術や薬物療法が難しい場合でも実施できる可能性はあります。ただし、高齢の場合、連日の通院が難しい、放射線を当てるときに同じ姿勢を保つのが難しいなどということもあります。治療中、治療後に悪影響が現れることもあります（→ P64）。

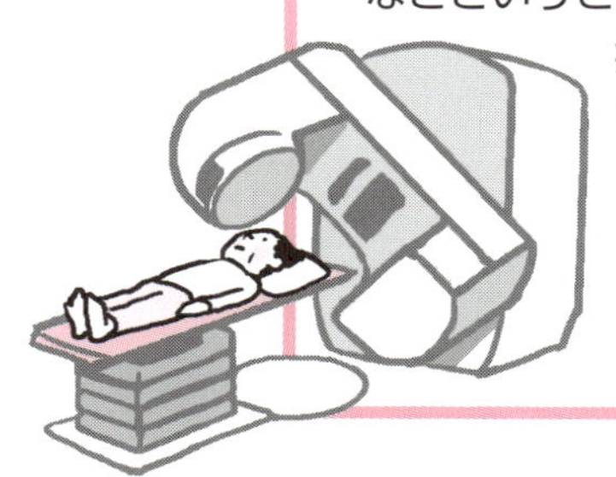

体の外側から放射線を当てる場合には、一定期間、毎日通院する必要がある

緩和ケア

がんがもたらすつらさをやわらげ、生活の質の維持・向上を目的にした治療やケアをまとめて緩和ケアといいます。ほかの治療法と並行しておこなわれる場合は、支持療法といわれることもあります（→ P66）。

年齢による違い①

「高齢だからこそ」の問題を明らかにしておきましょう

若い人と同じようにはいかないことも

　がんは放っておけば進行し、周囲に広がったり離れた部位に転移したり、全身をむしばんでいくおそれがある病気です。高齢者はがんの進行が遅いというイメージがあるかもしれませんが、進行の速さはがん細胞の性質（悪性度）によるところが大きく、高齢だから進行が遅いともいえません。

　一方で、年齢が高くなればなるほど、がん以外にも体の不具合がある人や認知機能の低下が目立つ人が増えます。若い人と同じようには治療を進められないこともあります。

高齢者の区分と特徴

日本の医療制度では65歳以上を高齢者と定義していますが、高齢者といっても幅があります。

65〜74歳	前期高齢者（老年前期）※1／准（じゅん）高齢者（准高齢期）※2	心身機能に衰えがみられるようになる。認知症、骨関節の変形・関節痛、やせ、むくみなどに悩む人も
75〜89歳	後期高齢者（老年後期）※3／高齢者（高齢期）※2	心身機能の低下が進みやすい。日常生活を送るうえで支えが必要になったり、骨粗しょう症による骨折、腎機能の低下による頻尿、失禁など「老年症候群」といわれるさまざまな症状が出てきたりする
90歳以上	超高齢者（超高齢期）※2	心身機能の低下が明らかな時期。がんより、老衰で亡くなる人が多い

※1医療制度上の区分　※2日本老年学会・日本老年医学会が提言する区分　※375歳以上はすべて含む

高齢のがん患者さんの特徴

年齢が高くなるにつれ、がん以外にもさまざまな問題をかかえやすくなります。

余命は若い世代にくらべると短い

たとえば今75歳の人の平均余命は12〜15年程度、80歳なら8〜11年程度です（→P30）。

心身の機能低下がみられる

がんの有無にかかわらず、老化は進みます。身体的な機能の低下、認知機能の低下が目立つ人も増えます。

多種類の薬を常用している人が多い

がんの薬物療法が加わると、薬の管理に困ることが少なくありません。

生活面の問題をかかえやすい

人づきあいが減り、社会的に孤立している人、経済面で不安をかかえている人が多く、自ら必要な援助を求められない人も少なくありません。

がん以外にも複数の病気をかかえていることが多い

心身の状態によっては、がんの治療を受けても受けなくても、がん以外の病気で命を落とす可能性もあります。

「フレイル」が増える

心身の衰えが進み、介護が必要になる一歩手前の状態を「フレイル」といいます。年齢が高くなるほどフレイルの状態と考えられる人が増えます。がんの治療が負担になり、フレイルが進むこともあります。

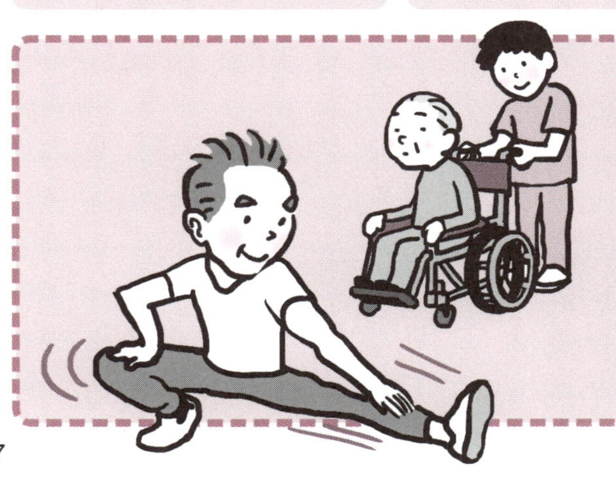

個人差がきわめて大きい

がん以外には問題のない元気な人もいれば、がん以外にもさまざまな不調をかかえている人もいます。

個人差がきわめて大きいのは高齢者の特徴のひとつです。

価値観も多様で、それががんとの向き合い方にも反映されています。

年齢による違い②

対応を考えるうえで「75歳」が目安になります

「標準治療」は受けにくくなる

がんの治療は、できるかぎり体内からがん細胞を排除することを目指します。ただし、治療を進めるうえでは、がんを取り除くだけでなく、治療を受けることで患者さん本人の体や生活がどうなるか予想し、効果と負担のバランスを考えていく必要があります。一般に75歳未満であれば、現時点で最善とされる「標準治療」が検討されますが、年齢が高くなると標準治療でも体への負担が重すぎると考えられる例が増えます。負担の少ない方法を工夫する、治療を急がないなど対応は分かれます。

標準治療の特徴

最初に検討すべき治療法と多くの専門家が認めている方法。同程度の治療効果を期待できる方法のうち、治療にともなう害が最少のものが標準治療とされています。

効果が確認されている

一定以上の治療効果があることが認められている

害が少ない

副作用や、治療にともなう害が比較的少ない

内容はいろいろ

がんの種類や進行の程度によって治療の進め方は異なる。ある程度がんが進行していれば、複数の方法を組み合わせる

保険適用あり

治療を受ける際には医療保険の適用を受けられる。自己負担額は一定額以下

年齢による健康状態のとらえ方

実年齢だけで判断できるわけではありませんが、年齢が高くなるほど、強めの治療に耐えられるだけの体力がある人は減っていきます。

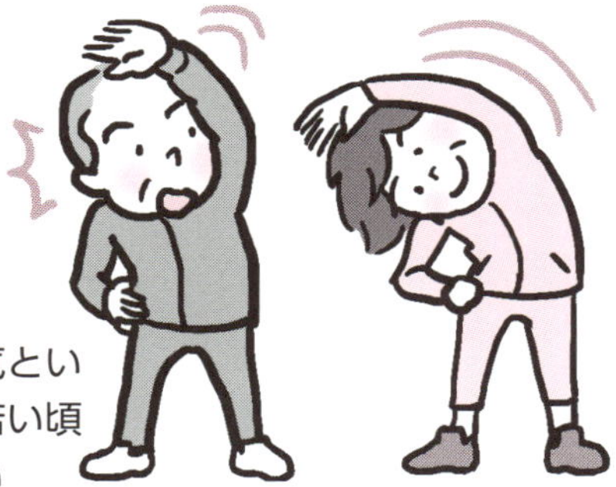

同世代の人々のなかでは元気といえる人でも、心身の状態は若い頃とまったく同じとはいかない

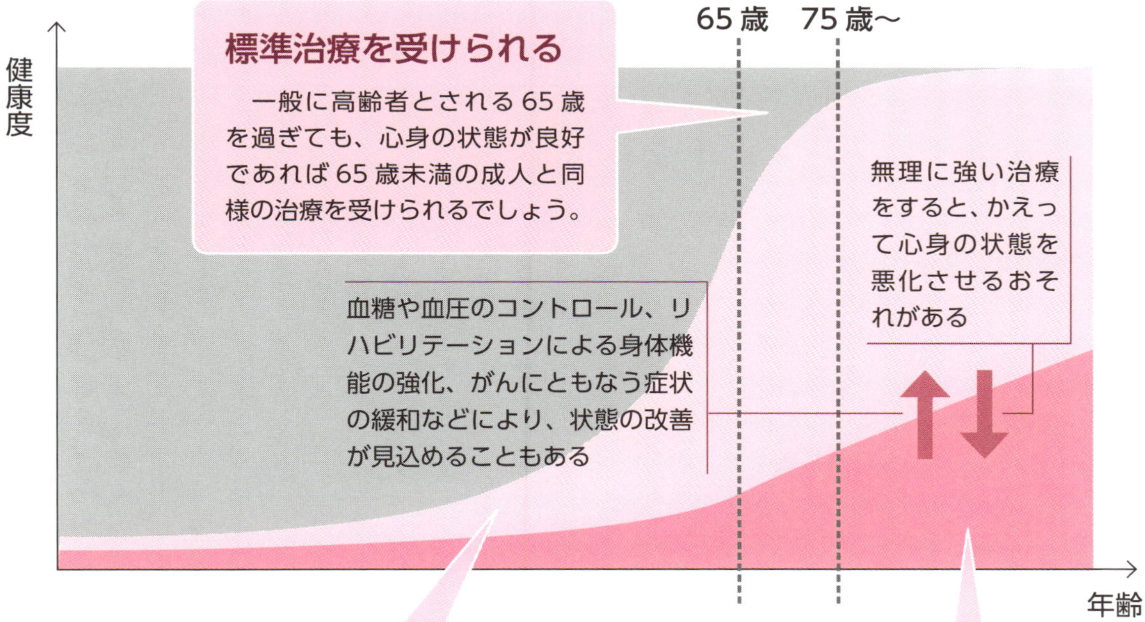

65歳　75歳〜

健康度

年齢

標準治療を受けられる

一般に高齢者とされる65歳を過ぎても、心身の状態が良好であれば65歳未満の成人と同様の治療を受けられるでしょう。

血糖や血圧のコントロール、リハビリテーションによる身体機能の強化、がんにともなう症状の緩和などにより、状態の改善が見込めることもある

無理に強い治療をすると、かえって心身の状態を悪化させるおそれがある

治療内容によっては可能

元気な人と同じ標準治療は負担が重いと考えられますが、より負担の軽い手術や、薬の種類や用量を減らすなど、弱めにした治療なら受けられるでしょう。

積極的ながん治療は向かない

心身の衰えが進んだ状態（フレイル）。積極的ながん治療には耐えられず、無理に治療すると、治療の効果より悪影響のほうが大きいと考えられます。

「治療すれば元どおり」とはいかないこともあります

治療の影響は思わぬ形で残ることも

治療の結果、腫瘍やがん細胞が一掃されれば、がんの治療は成功したといえます。だからといって、がんを患う前と同じように過ごせるようになるとは限りません。

手術により体の機能の一部が失われることもあれば、抗がん剤や放射線が、がん細胞だけでなく正常な細胞を傷つけることもあります。治療の負担が体力を衰弱させ、健康状態を悪化させるおそれもあります。

がんを治療することの影響を十分に理解しておく必要があります。

がん治療で期待できること

がんの治療がうまくいけば、生活の質（QOL）の維持・向上につながります。

気持ちが楽になる

「治療を受けている」という事実が、がんの進行を恐れる気持ちをやわらげることもあるでしょう。

がんが原因で起こりうる問題を未然に防げる

がんの進行による痛みや悪液質（→ P25）、出血や臓器の機能低下など、症状の出現や、命の危険を避けられる可能性があります。

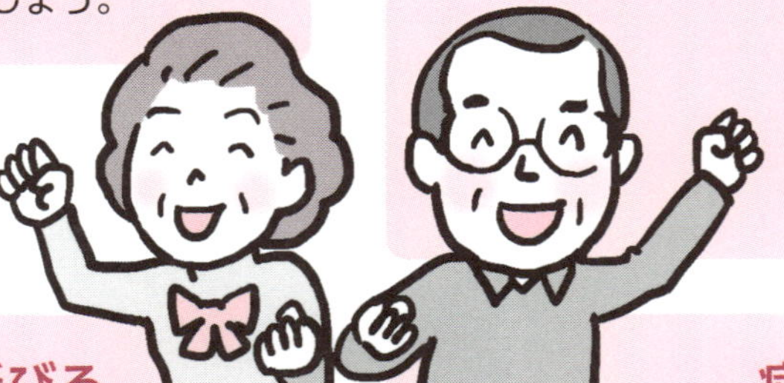

寿命が延びる可能性がある

治療時の患者さんの年齢や、全身の状態によってはその可能性もあります。

症状の改善につながる

すでに症状があった場合、病巣が消える、小さくなることで改善が期待できます。

がん治療がもたらすかもしれない困ったこと

がんの排除には成功しても、治療を受けることで新たな問題が生じる場合もあります。

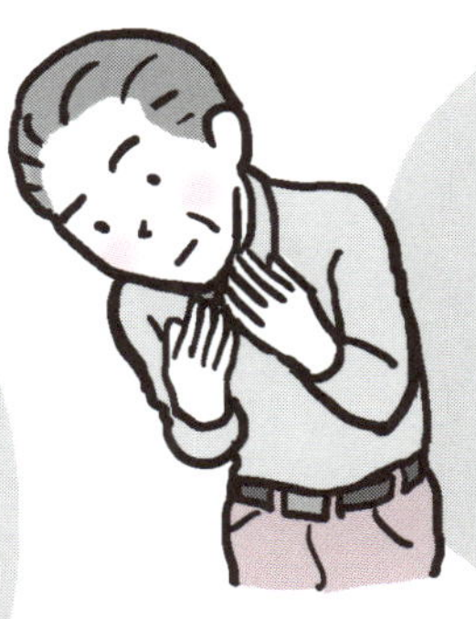

手術の後遺症

がん周囲の臓器・器官を切除することで、体の機能の一部が失われることもあります。その影響は一時的なことではなく、ずっと続きます。

治療の副作用

抗がん剤を使った薬物療法では、さまざまな副作用が起こりやすくなります。多くはコントロール可能ですが、手足のしびれなどは残り続けることもあります。

口腔・咽頭・喉頭・食道のがんでは、声が出なくなったり、飲み込みの問題（嚥下障害）が残ったりすることがある

胃の切除で1回に食べられる量が極端に減ったり、抗がん剤などの影響で食欲が低下したり、味覚障害が生じたりすることも

高齢者は入院中に「せん妄」を起こすことも多い（→P46）

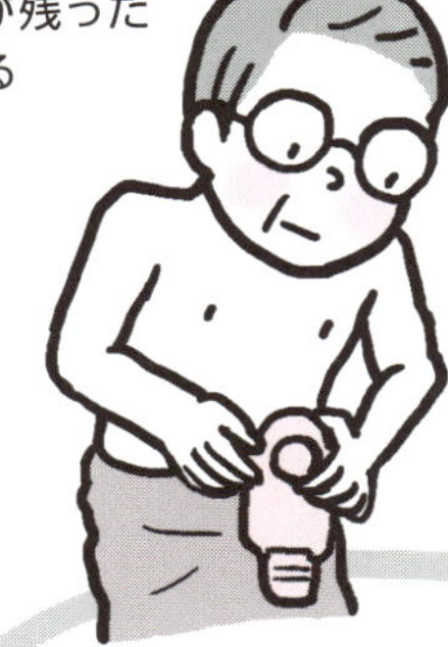

大腸がんでは、人工肛門（ストーマ）になる可能性がある

体力の低下

治療の影響で食事が十分にとれない、痛みや倦怠感、息苦しさなどがあり寝てばかりなどという状態が続くと、かえってフレイル（心身の衰え）が進みます。転倒しやすくなり、転倒によるケガでますます動けなくなる心配もあります。

がんと無関係に生じる老化の影響

生きているかぎり老化は進み、認知症になることも。治療期間が長くなると、本人だけでは通院や薬の管理、ストーマの管理などが難しくなることもあります。

治療の効果と体への負担のバランスが重要です

負担ゼロで高い効果を望むのは難しい

　がんを排除するための積極的な治療を受けたいけれど、体力の面から標準治療は難しいという場合は、できるだけ負担を減らす方法がないか検討していくことになります。複数の治療法を組み合わせるのは避ける、薬の種類を変えるなど、負担の減らし方はいろいろです。

　負担が軽いといわれる治療でも、「負担ゼロ」とはいえません。一方で、弱すぎる治療では治療の効果が望めません。治療の効果と、治療がもたらす有害な影響のバランスをみながら対応していく必要があります。

負担を軽くする工夫

75歳以上の患者さんに対しては、しばしば下記のような対応がとられます。

単独の治療法にする

　手術と薬物療法や放射線療法との組み合わせが標準治療とされている場合でも、薬物療法はせずに手術のみ、あるいは放射線療法のみとするなど、単独の治療にとどめます。

範囲を狭めることも

手術で切除する範囲を最小限にする、放射線を当てる範囲を狭めるなどということもある

薬物療法の強度を弱める

　がんの薬物療法でいう「弱め」とは、用いる薬の量を減らしたり、投与回数を減らしたりすることです。標準的な量・回数を守った場合にくらべ治療効果が減るおそれはありますが、副作用は軽くなる可能性があります。

薬の種類を変えることも

副作用の少ない薬に変更することもある

負担が軽めとされる治療法

がんの種類や、進行の程度によっては、体への負担が軽いとされる治療法がおこなえる場合もあります。実際に受けられるかどうかは、本人の状態や、実施可能な医療機関にかかれるかどうかにもよります。

内視鏡下手術（腹腔鏡下手術など）

体に複数の小さな穴をあけ、内視鏡と筒状の手術用器具を挿入し、内視鏡で内部の様子を確認しながら手術を進める方法です。通常の手術とくらべて傷は小さめですが、全身麻酔を必要とするなど、一概に負担が軽いとはいえない面もあります。

挿入した器具を医師が遠隔操作しておこなう「ロボット手術」も内視鏡下手術の一種

内視鏡治療

内視鏡の先についている処置具で、小さながんを粘膜ごと切除する方法です。ごく早期の消化器系のがん（食道がん、胃がん、十二指腸がん、大腸がん）や膀胱がんでは、標準治療としておこなわれています。

内視鏡を口や肛門などから入れて治療する

IVR 治療（画像下治療）

超音波や CT、MRI などの画像診断装置で体内の様子を確認しながら、特殊な細い針などを入れて、がんの病巣を焼いたり凍らせたりして治療する方法です。肝臓がん、腎臓がんなどは、一定の条件を満たせば保険適用が認められています。

自由診療の治療法は効果も有害性も不確か

自由診療の治療法は「体にやさしい」などと喧伝されることもありますが、効果も有害性も十分に検証されていません。保険の適用がなく治療費は全額自己負担となります。

なお、陽子線治療、重粒子線治療（→P 65）など、高度な医療技術を要する治療法として国の指定を受けている「先進医療」は、先進医療にかかる費用は全額自己負担となりますが、それ以外の診療費等には健康保険が適用されます。

治療しない

がんをそのままにして、様子をみていくのも一法です

まったくの無治療になるわけではない

高齢者のがんで、進み方が遅いと考えられる場合や、心身の機能が低下し、余力が乏しい場合は、がんの積極的な治療で得られる恩恵は少ないかもしれません。がんはそのままにして、食事や運動などの生活習慣に配慮しながら、体調を守ることを第一に過ごし、様子をみていくのも選択肢のひとつです。

積極的な治療はできない、あえてしないとしても、無治療になるわけではありません。つらい症状があれば症状をやわらげる治療（緩和ケア→P15、66）はおこなっていきます。

様子の見方はいろいろ

医療機関とのつながりを保ち、容態の変化に合わせて対応を考えていきます。

がんの主治医のもとに通う

- 定期検診のみ続けることも。たとえば前立腺がんは「監視療法」が標準治療のひとつ。変化がみられた段階で、治療方針を見直す
- 必要に応じて、緩和ケア専門の外来などに紹介してもらう

患者さんを紹介（かかりつけ医→がんの主治医）

定期検診もおこなわない場合は、患者さんを戻す（逆紹介）（がんの主治医→かかりつけ医）

かかりつけ医にみてもらう

- 持病での通院時などに、困ったことがあれば相談する

訪問診療・訪問看護を利用する

- 通院が難しい場合は、医療者に自宅に来てもらい、緩和ケアを受けることも可能

治療しないとどうなるのか

がんの進行を恐れる気持ちが強いのは当然です。しかし、心身の衰えは、がんの有無とは関係のない要因で進んでいくこともあります。

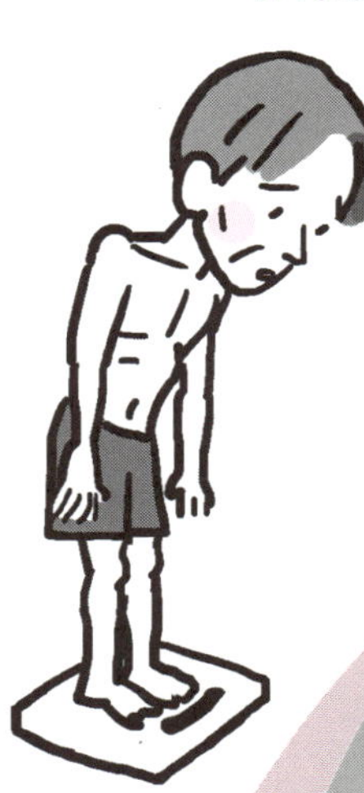

フレイルが進んでいる人の場合、がんによる筋肉、体重の減少が生じても、急激な変化とは感じにくいこともある

がんの進行による影響

がん細胞が増え、全身に広がったり腫瘍が大きくなったりすることによる変化や症状

悪液質

がん細胞がつくりだす物質（サイトカイン）の影響などにより、栄養不良の状態になり、筋肉が減り、どんどんやせていく状態

さまざまな症状

がんが正常な組織を破壊していくことで機能低下、痛み、出血、臓器をつなぐ管がふさがれる、水がたまるなど、さまざまな症状が現れるおそれがある

サルコペニア

筋肉減少症。体を動かしたり、姿勢を保ったりする骨格筋が、自然な老化の範囲を超えてやせ衰えた状態

フレイル

心身が老い衰えた状態がフレイル。サルコペニアや、悪液質でみられる身体的な変化は、フレイルの身体面での衰えと重なる

がん以外の影響

加齢、栄養不良、運動不足など。病気やケガなどで動かない、食べられない状態が続くことで、フレイルやサルコペニアが進むことも

COLUMN

先入観で決めず、新しい情報をもとに検討を

医療技術は進歩している

長い人生のなかで見聞きした話から、「自分は治療を受けない」と最初から決めている人もいます。経験からの判断が悪いとはいいませんが、「抗がん剤は吐き気がひどい」「何週間も入院する」などという、今ではあまり起こらない話がもとになっている場合も少なくありません。

今の治療の実際を担当医に確認するなど、新たな選択肢にも目を向けていきましょう。

ケース例①

日帰り手術可能と知り、治療を決断

以前、乳がんの手術を受けたAさんの反対側の乳房に新たながんが見つかりました。認知症の症状もあり「入院はいや」と治療に消極的でしたが、「日帰り手術が可能、追加の治療も不要」という医師の説明に気持ちが変化。家族のすすめもあり、治療を受けることにしました。

ケース例②

飲み薬で白血病の治療中

白血病と診断されたBさん。長く入院して副作用に苦しみながら抗がん剤治療を続けることになるのかと落ち込んでいました。しかし、Bさんが患う「慢性骨髄性白血病」は飲み薬での治療が中心で、入院も不要とのこと。今は在宅で服薬を続けながら変わりなく過ごしています。

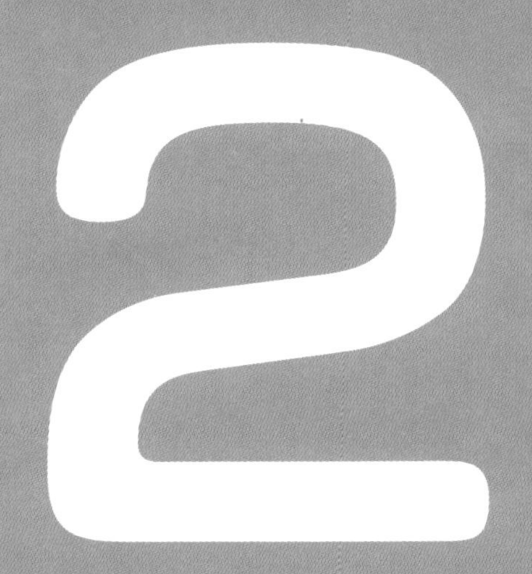

「決める」ために必要なこと

高齢者の場合、ひとりで治療を受ける、続けるのは
不安だったり、難しかったりすることも増えていきます。
これから先の生活のことも考えたうえで、
がんにどう向きあい、
対応していくかを決めていきましょう。

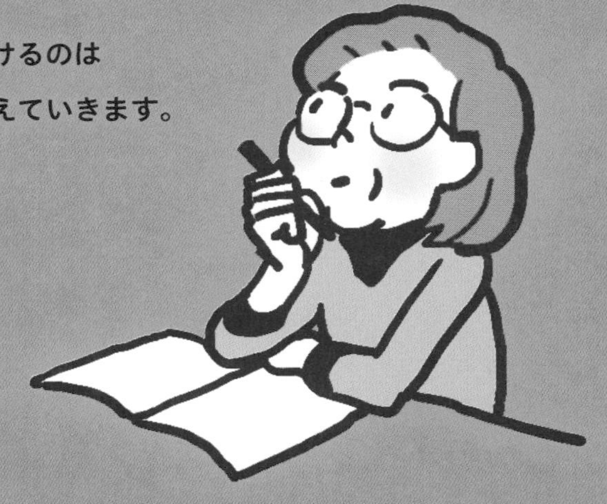

話し合おう

自分の体、命のことは自分で決めるのが基本です

家族だけで決めず本人の考えを尊重する

がんの疑いがあるとわかった段階から、患者さんはさまざまな選択を迫られることになります。自分の命は、ほかに替えようのない自分だけのものです。家族といえども、命にかかわる選択について、本人の意向を無視して勝手に決めることはできません。とはいえ高齢者の場合、周囲の協力なしに治療を続けたり、療養生活を送ったりするのは難しいという面もあります。

だからこそ、本人をまじえながら家族で相談し、互いに納得のいく選択をしていくことが大切です。

「決める」までの流れ

高齢者のがんへの対応のしかたはいろいろです。多数の選択肢から「これ」と決めるには、十分な検討が必要です。巻末付録の「考え整理ノート」も活用しながら、考えをまとめていきましょう。

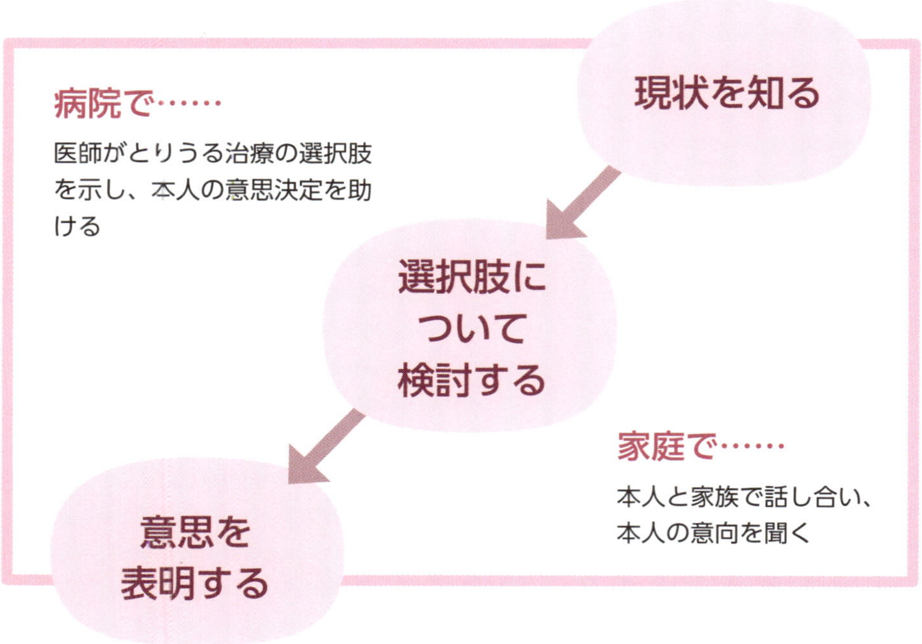

現状を知る

↓

選択肢について検討する

↓

意思を表明する

病院で……

医師がとりうる治療の選択肢を示し、本人の意思決定を助ける

家庭で……

本人と家族で話し合い、本人の意向を聞く

家族のかかわり方

高齢者のがんに対しては、家族もなんらかの形でかかわることが多くなります。率直に話し合ったうえで、最終的には本人の考えを尊重し、決めるべきことに答えを出していきます。

話し合う時間をつくる

医師からは、いくつかの選択肢を示されるでしょう。多くの場合、その場で返答を求められるわけではなく、検討する時間が設けられます。できれば家族で集まり、話し合いましょう。

結論を急がず、本人の思いを聞く

「治療するの？　しないの？」と択一を迫るのではなく、本人が今までなにを大事に過ごしてきたか、ゆっくり話を聞いてみましょう。そのうえで、本人が大切にしたいことを損なわないようにするにはどうすればよいか、考えていきます。

- 痛みや苦しみは最小限に
- 弱った姿をさらしたくない
- 納得のいくまで、十分な治療を受けたい

など

病院へのつきそいは状況しだい

医師から診断結果などについて説明があるときは、家族の同席を求められることが多いでしょう。ただし、高齢であっても自立した生活を送り、身近に家族がいないなどという場合には、医師と本人のみで話を進めることもあります。

無理のない支え方を考えていく

治療中、治療後の生活にも目を向け、必要なときに必要なサポートを得られるよう、環境を整えていくことも考えます。

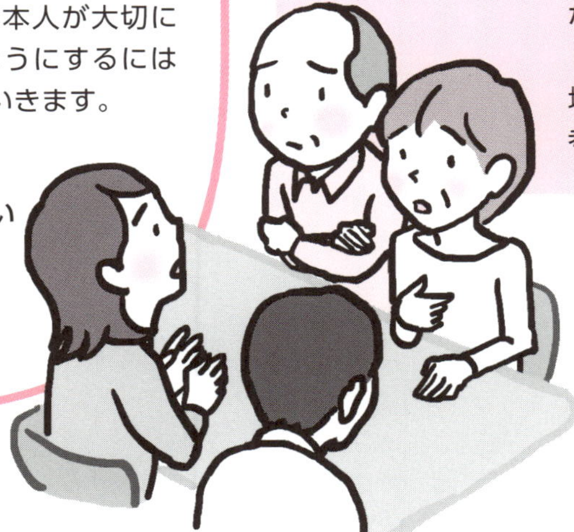

現状を把握する

大前提として、現状と見通しの共有が必要です

重要な選択の前に現状を知る必要がある

がんの積極的な治療を受けるか、受けないかといった重要な選択は、現状をきちんと理解したうえでおこなわれるべきものです。

がんの状態や適切と考えられる治療法、今後の見通しなどについての説明を、十分に理解できるかどうかは人によって違います。高齢の患者さんに対して、医療者はわかりやすく伝えることを心がけていますが、思い違いが生じることもあります。本人がいやがらないかぎり、家族もいっしょに説明を受けておくとよいでしょう。

生ききるまでの時間はどれくらい？

がんへの対応を考えるうえで、年齢はひとつの基準になります。一人ひとりの寿命は予知できませんが、余命、つまり寿命を全うするまでの年数の平均値は示せます。

▼平均寿命（2023年）

男性	女性
81.09 年	87.14 年

平均寿命は、現在０歳の子の余命、つまり寿命を全うするまでの年数の平均値。若いうちに亡くなる人も含まれている。すでに高齢の人は、平均寿命を超えて生きる可能性が高い

▼平均余命（2023年）

	男性	女性
75歳	12.13 年	15.74 年
80歳	8.98 年	11.81 年
85歳	6.29 年	8.33 年
90歳	4.22 年	5.53 年

平均余命は、各年齢の人があと何年生きられそうかを示す数値

（厚生労働省「令和５年簡易生命表」）

適した治療法を考える3つの観点

がんの標準治療（→P18）は、がんそのものの状態に合わせて示されています。しかし、実際にどんな治療が可能かは、患者さんの状態をみながら考えていく必要があります。

治療に関すること

- 利用できる医療機関は。通院が可能か
- 入院の必要性や、入院期間
- 期待できる治療の効果は
- 治療にともなうリスクは。どのような副作用が出やすいか
- 緊急時の受け入れ先は
- 症状に対する治療（支持療法・緩和ケア→P 66）が必要か

がんの状態

- **病名：**
  正確な病名を知ると情報を集めやすい
- **進行の程度（病期／ステージ）：**
  進んでいるほど強い治療が必要になるが、ステージが高いから終末期というわけではない
- **がん細胞の特徴：**
  増えるスピードが速いものは「悪性度が高い」といわれる
- **治せる可能性：**
  極度に進行していれば積極的な治療は難しい

患者さん自身のこと

- 併存症（がん以外の病気）はあるか
- 心身の状態は良好か。積極的な治療に耐えられそうか
- 積極的な治療に取り組む意欲があるか
- 治療・療養中の生活を支える人はいるか（施設入所中の場合→ P38）
- 経済的な問題はないか

お金がないと治療は受けられない？

そんなことはありません。お金がかかる治療ほどすぐれた治療ともいえません。75 歳以上の高齢者の大半が加入する後期高齢者医療制度が適用される治療なら、一定の自己負担額を超えた医療費は、高額療養費として支給されます。生活に困窮している人が利用できる制度もあります。

比較して検討する

選択可能な方法の特徴をくらべながら検討します

これからの生活でなにを大切にしたいか?

がんの治療を考えるうえで、メリットしかない方法があるなら、ほかの方法を検討する必要はなく、デメリットばかりなら、そもそも選択肢に含まれません。それぞれメリットもあればデメリットもあるからこそ、選択の余地が生まれます。

メリット、デメリットの大きさは、本人の状態によって変わります。なにを重視して「これ」と選ぶかは、本人の価値観しだいです。これからの生活でなにを大切にしていきたいのかを考えることで、納得のいく選択をしやすくなるでしょう。

選択しだいで変わるかもしれないこと

未来を予測することはできませんが、がんの状態、治療の影響などにより、生活のしかたや残された時間の長さは変わる可能性があります。

生活への影響	積極的な治療をするなら、療養のための取り組みが必要に。しない場合は当面は現状維持。あとは病状しだい
がんの自然な経過(無治療の場合)	進行度やがん細胞の性質によって変わる
がんの治療に成功したら	がんで命を落とす心配は減る
治療にともなう問題が生じたら	心身の状態によっては治療が負担になることもある
がん以外の問題が生じたら	がんの有無と死因は関係ない場合もある

寿命を迎えるまでの年数→

くらべる視点

とりうる選択肢には、それぞれ特徴があります。メリットもあればデメリットもあります。なにを重視するかで、選択は変わります。

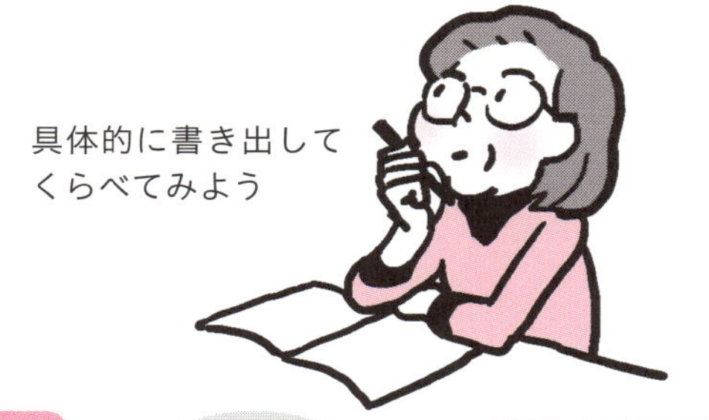

メリット		案		デメリット
「治したい」という意欲が強い人には大きなメリット	治療効果が高い	**A案** 強めのがん治療	治療がもたらすリスクがある	「苦しい思いはいや」という人にとってはデメリット
「苦しい思いはいや」という人にとっては大きなメリット	体への負担が少ない	**B案** 弱めのがん治療	治療効果は十分とはいえない	「治したい」という意欲が強い人にはデメリット
余命が短いと考えられる人にはメリット	今の生活のまま過ごしやすい	**C案** 積極的な治療はせず緩和ケア中心	がんの進行は止められない	「治したい」という意欲が強い人にはデメリット

がんに関する相談窓口もある

がんに関することならなんでも相談できる窓口として「がん相談支援センター」があります。全国各地のがん診療連携拠点病院などに設置されています。医師の話でわからないことがあったが尋ねにくい、ほかの医師の意見を聞きたいが担当医に言い出しにくいなどというときは、相談してみるとよいでしょう。

治療に関することだけでなく、療養生活についての相談もできます。

がん診療連携拠点病院
専門的ながん治療を受けられる病院として厚生労働省の指定を受けている医療機関

がん相談支援センター
設置されている医療機関で診療を受けていない場合でも利用できる

生活面の問題は？

家族はどこまで協力できるでしょうか？

治療を続けるために支えが必要になることも

患者さん本人だけで通院や入院、在宅での療養を続けていけるのか、家族はどこまで協力できるか考えておく必要もあります。多くの患者さんは「子どもに面倒はかけたくない」と言います。治療について検討する段階では、「なんとかなる」と思っているようです。しかし、実際にはうまくいかず、本人も家族も困ることが多いのです。

想定される事態に対し、だれがどのようにかかわり、どのような支援を受けられるか、この機に確かめ、話し合っておきましょう。

自立した生活を送るための生活機能

これまで自立した生活を営める力があった人でも、治療によるダメージが大きい時期や、病状が進んだ場合には「できないこと」が増えるおそれがあります。

より複雑な動作（手段的日常生活動作：IADL）

ひとりで暮らすために必要なこと

- 買い物
- 食事の用意
- 掃除、洗濯などの家事
- 交通機関を利用する
- 電話をかけたり、応対したりする
- 服薬管理
- 金銭管理
- スケジュールの調整　など

最低限必要な動作（日常生活動作：ADL）

身のまわりのことをするために必要なこと

- 起き上がる、移動する
- 食事をとる
- 入浴する
- トイレで排泄する
- 着替え
- 洗顔、歯磨き、ひげそり　など

療養中とくに問題になりやすいこと

がんの治療に関連して、とくに問題になりやすいこともあります。

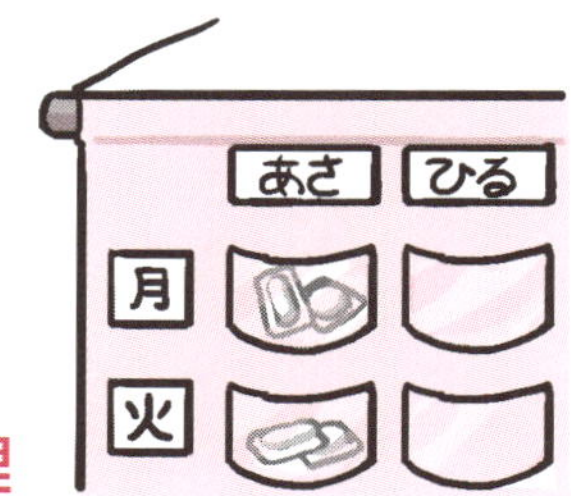

薬の管理

在宅で薬物療法を続ける場合、決められたとおりに服薬することが必要です。しかし、実際には飲み忘れが多く、期待される治療効果を得られないこともあります。

発熱がみられたときなど、症状に合わせて薬を使うのも、患者さん本人だけでは難しいことが多いでしょう。

手元がおぼつかず、錠剤などをシートからうまく取り出せないこともあります。

食事の用意

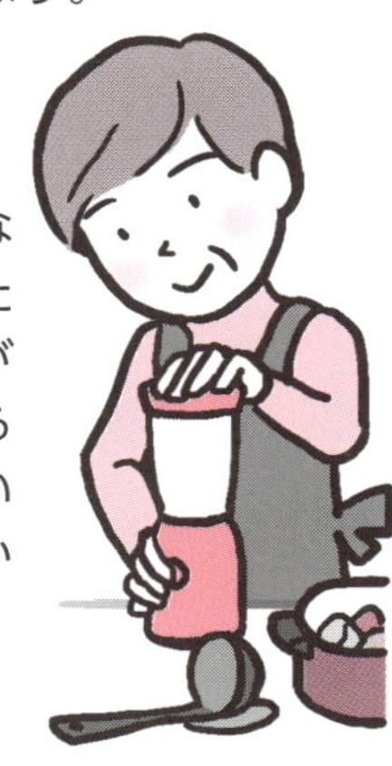

治療の影響で食欲がわかなかったり、味覚障害が生じたり、嚥下（飲み込むこと）がうまくできなくなったりすることもあります。食べやすい食事を用意するのはなかなかたいへんです。

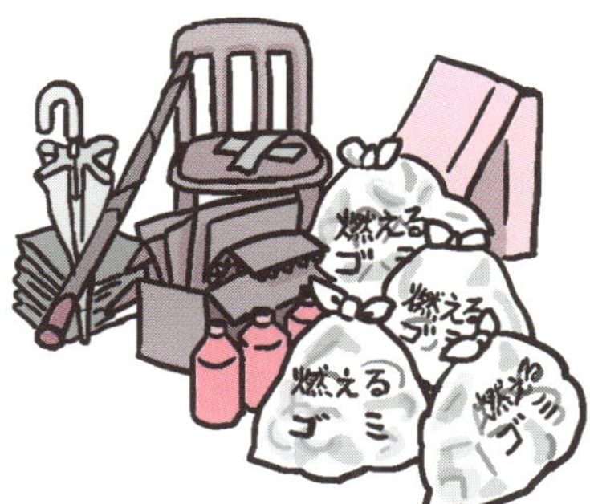

片づけ／ゴミ出し

最低限、必要な動作はできても、ものを片づけられない、ゴミを分別し、決められた時間に決められた場所に出しに行く体力がない人が目立ちます。結果的に、家の中が散らかり、ゴミがたまりがちです。

この先、どこで暮らすのがよいか？

親と離れて暮らしている人は、このまま親だけで暮らしていけるか、自分が住む地域に呼び寄せたほうがよいか、あるいは入所可能な施設を探すかなどと、迷うこともあるでしょう。

一般に言えるのは、高齢者が住み慣れた地域を離れて新しい環境で生活していくのは、心身ともに大きな負担になりやすいということです。もし「今までどおり」を望んでいるのなら、それを叶えるための方法を考えていきましょう。

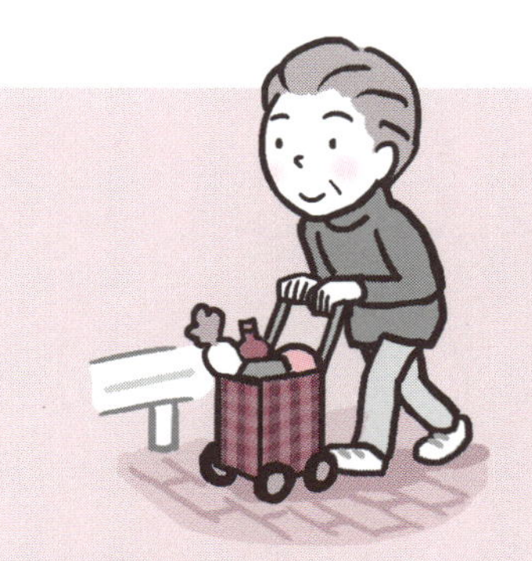

住み慣れた地域で暮らし続けたいという人も多い

支援制度を活用する

介護サービスなどについて確認しておきましょう

家族だけで支え続けるのは難しい

がんの積極的な治療を受けるにしても、緩和ケア中心で対応していくにしても、いずれなんらかの支えは必要になります。

同居の有無にかかわらず、家族だけで患者さんの療養生活を支えていくのは難しいのが現実です。今後は、介護保険をはじめ、さまざまな制度、サービスを利用していくことになるでしょう。

制度やサービスの利用には、手続きが必要です。そうした手続きをだれが主体となっておこなうのかも、この機に決めておけるとよいでしょう。

支援を得るための相談先

具体的にどのような支えが必要かは、人によっても時期によっても違います。専門家の知恵を借りながら、そのときどきで必要なサポートを得られるようにしていきましょう。

地域包括支援センター

市区町村に設置されている、介護、医療、福祉などに関する総合的な相談窓口。高齢者が住み慣れた地域で暮らし続けられるようにサポートしていきます。

介護保険を使う介護サービスだけでなく、各自治体が用意している独自のサービスについての情報も得られます。

がんの診療を担当する病院の相談窓口

医療相談室などといった名称で、相談窓口が設けられています。患者さんからの相談を受けつけているほか、退院後の生活サポートに関する調整、訪問診療をおこなっている医療機関との調整などをおこなっています。

介護サービスを受けるためには

入院治療を受ける場合には、退院後の療養生活に備え、病院から介護保険申請の手続きをすすめられることもあります。介護が必要な状態（要介護）と認定されれば、介護の必要性の高さ（要介護度）に応じて、さまざまな介護サービスが受けられます。

▼介護サービス利用までの流れ

相談・申請
市区町村の窓口で要介護認定の申請をおこなう

サービスの利用開始までに時間がかかるので、早めに相談・申請を

訪問調査
入院中に受けることもできる

主治医の意見書
市区町村から依頼される

認定
要支援・要介護と認定されれば
介護サービスが利用できるようになる

要介護と認定された場合は、利用者がケアマネジャーを選べる

ケアプランの作成
要介護度によって定められた範囲内で、本人・家族とケアマネジャーとで相談しながら利用するサービスを決める

契約・利用開始
介護サービスを提供する事業者と
契約のうえ利用を始める

サービスの内容

がんの治療中、療養中の在宅患者さんが利用しやすいサービスとして、訪問看護、訪問介護、福祉用具のレンタルや住宅改修費用の補助などがあります。訪問リハビリ、デイサービス、デイケアなどのサービスも用意されています。

また、施設入所に際し、介護保険を使える場合もあります。

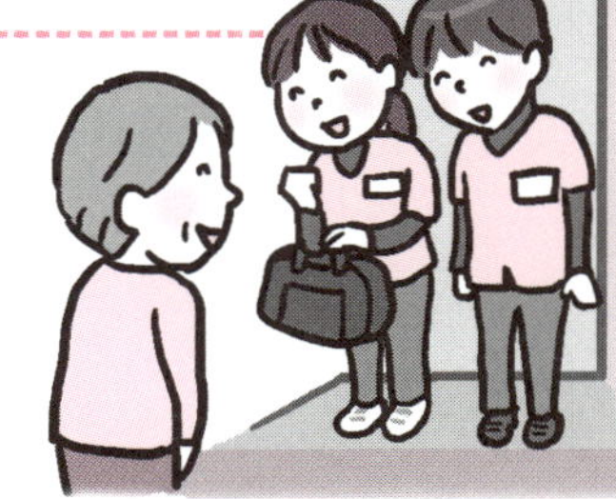

COLUMN

がんになったら施設にいられなくなる!?

ケース例③

治療しながら別の施設探しも

有料老人ホームに入居中のCさんが肺がんに。医師に抗がん剤の内服治療をすすめられましたが、ホーム側は「抗がん剤の管理は対応範囲外」とのこと。Cさんは「服薬管理は自分でできる」として治療を始める一方、医療的な対応も可能な施設を探し始めました。

ケース例④

特養入所中の父にがんが見つかった

特別養護老人ホームに入居中のDさんに直腸がんが見つかり、手術を受ければストーマになるといわれました。入居中の施設はストーマ管理に対応できず、今後必要になるかもしれない医療用麻薬の管理もできないそうです。「このままでいい。痛いのはいや」という本人の意向をもとに、当面は手術せずに入所を続け、病状が進んだら入院を検討することになりました。

退所・退去を求められる例もある

介護保険施設や有料老人ホームなどで暮らしている人にがんが見つかった場合、入所・入居を続けながらがん治療を受けられるのか、治療後もそこで暮らし続けられるのか確認しておく必要があります。

高齢者向けの施設は、利用条件が施設ごとに異なります。治療の内容や治療後の状況によっては「対応できない」と退所・退去を求められる例もあります。

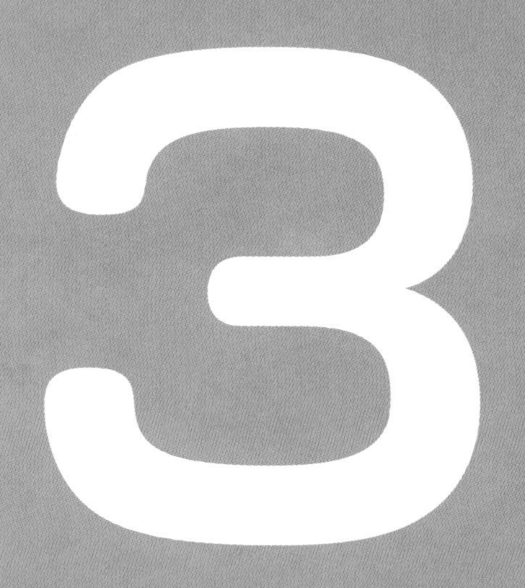

認知症があるとき、心配なとき

年齢が高くなればなるほど、
認知機能の低下が目立つ人は増えます。
認知症の症状がみられる場合には、
それを踏まえて本人の意向を確かめたり、
がんの治療を進めたりする必要があります。

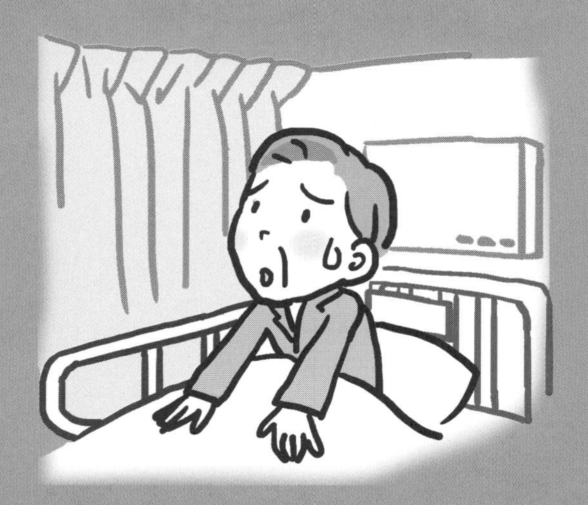

認知機能の低下①

がんが「気づき」のきっかけになることはよくあります

治療が進んでから気づかれることも

がんとわかる前から、認知症の診断を受けていた人もいるでしょう。がんの発覚をきっかけに周囲が本人の様子に違和感を覚え、認知症の診断に結びつくことも少なくありません。治療が進み、さまざまなトラブルが生じて初めて、認知症に気づかれることもあります。

なんらかの原因で脳の神経障害が生じ、自然な老化の範囲を超えて認知機能が低下している状態が認知症です。診断の有無にかかわらず、認知機能の低下があれば、その点に配慮して治療を進める必要があります。

家族が気づきやすい変化

認知機能の低下は、さまざまな現れ方をします。心配なことは、早めに治療者に伝えておきましょう。

- 飲み忘れた薬がたまっている
- 曜日や日付がわからない
- 何度も同じ話をくり返す
- 段取りが悪い
- ひとりでいることを不安がる
- 探しものばかり
- 好きだったことにも興味を失う
- 同じものばかり買い、たまっている
- 冷蔵庫で食物を腐らせている

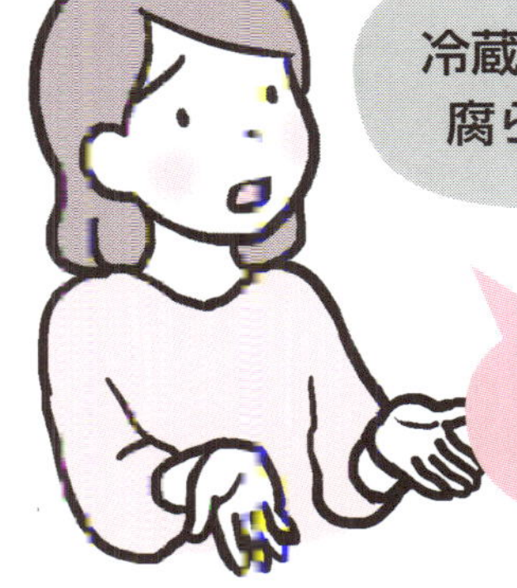

病院に行くのはいつ？

さっきも言った！
何度も言わせないで！

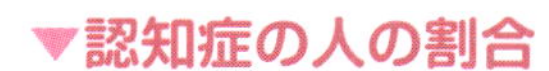

認知症は特別なことではない

「認知症だったら困る」「たいへんなことになるから認知症であってほしくない」と思う人も多いでしょう。しかし、高齢者にとって認知症は、がん以上に身近な病気です。

長生きすれば2人に1人の割合に

認知機能が、回復不可能な形で損なわれた状態が認知症です。認知機能の低下は老化の現れという面もあり、90歳以上になれば50％以上の人が認知症と推定されます。

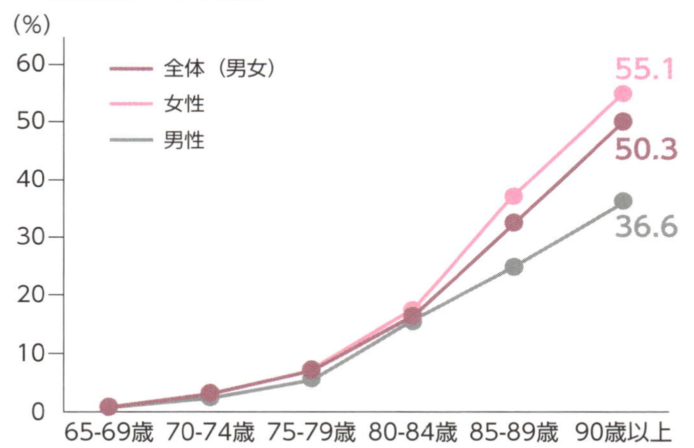

（二宮利治ら「認知症及び軽度認知障害の有病率調査並びに将来推計に関する研究」による）

不安な気持ちをかかえやすい

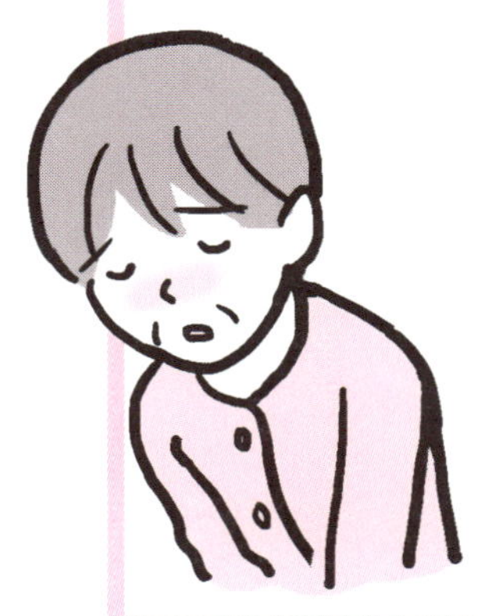

周囲の人が気づく小さな変化は、本人も気づいていることが多いもの。ささいなことで自信をなくしたり、いらだったりすることもあります。その根底には、これまでとはなにか違う、うまくいかないと感じることで生まれる不安や、もどかしさがあります。

周囲の人は叱咤激励ではなく、寄り添う気持ちで接していきましょう。

急になにもわからなくなるわけではない

多くの場合、認知症の進み方はゆっくりです。認知症と診断されるような状態になっているからといって、急になにもできなくなったり、わからなくなったりするわけではありません。

認知機能の低下②

現状をふまえたうえで困らないための策を考えます

治療開始前に状態の確認を

認知症のがん患者さんがかかえやすい問題として、治療方針を決める際に本人の意向が無視されやすいこと、治療にともなう問題が生じやすいこと、家族の負担が大きくなりやすいことなどが挙げられます。

認知症であろうとなかろうと、がんへの対応を考えるうえで「本人の意向を尊重する」という原則は変わりません。一方で、認知機能の低下は、がん治療に大きな影響を及ぼすおそれがあります。がんの治療を始める前に、認知機能の状態を確認しておく必要があります。

認知機能の状態と必要な支援

これまでのようにできない、うまくいかないことで困らないようにするためには、支援が必要です。

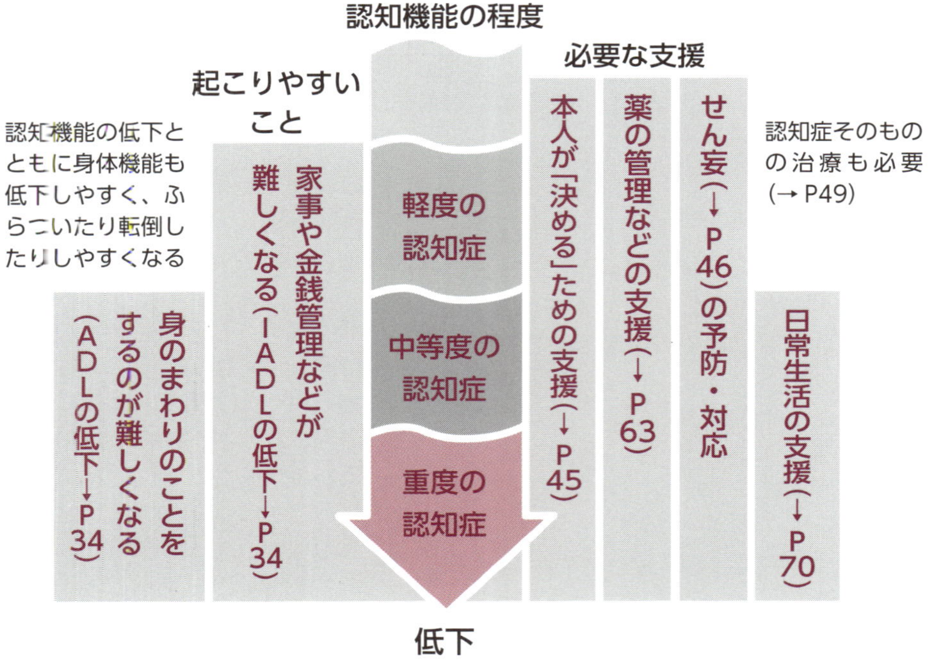

認知機能の程度

軽度の認知症
中等度の認知症
重度の認知症
低下

起こりやすいこと

- 家事や金銭管理などが難しくなる（IADLの低下→P34）
- 身のまわりのことをするのが難しくなる（ADLの低下→P34）

認知機能の低下とともに身体機能も低下しやすく、ふらついたり転倒したりしやすくなる

必要な支援

- 本人が「決める」ための支援（→P45）
- 薬の管理などの支援（→P63）
- せん妄（→P46）の予防・対応
- 日常生活の支援（→P70）

認知症そのものの治療も必要（→P49）

対策の3つの柱

認知機能の低下がみられる患者さんに対し、がんの治療を担当する医療機関では、次のような点に配慮しながら対応が進められます。

生じやすい問題に備える

「この患者さんは、認知機能の低下がみられる」などとわかっていれば、医療者は適切に対応しやすくなります。

がん治療の担当医だけでなく、精神症状を担当する医師や、看護師、医療ソーシャルワーカーなどがチームとしてかかわりながら、治療中に起こりやすい問題に備えます。

本人の理解を助ける

治療に関する意思決定をおこなうために必要な情報は、本人にわかりやすく伝えることが必要です。とりうる選択肢が簡潔に示されていると、本人や家族は検討しやすくなります。

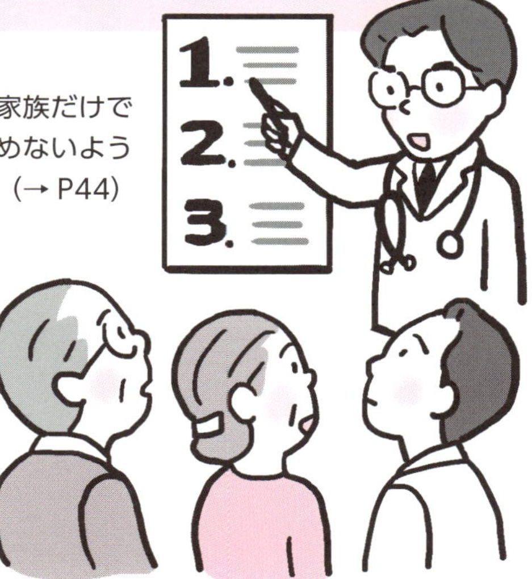

医師と家族だけで話を進めないようにする（→ P44）

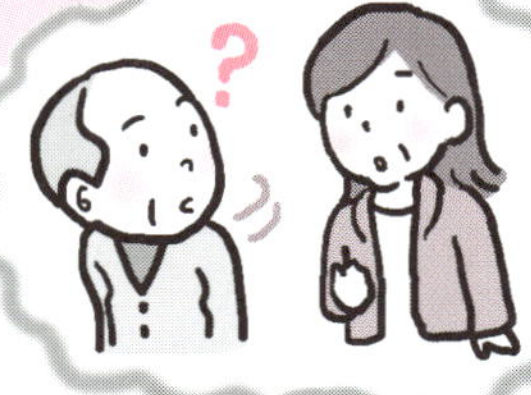

認知症がある場合、薬の管理、緊急時の対応などは本人だけでは難しい

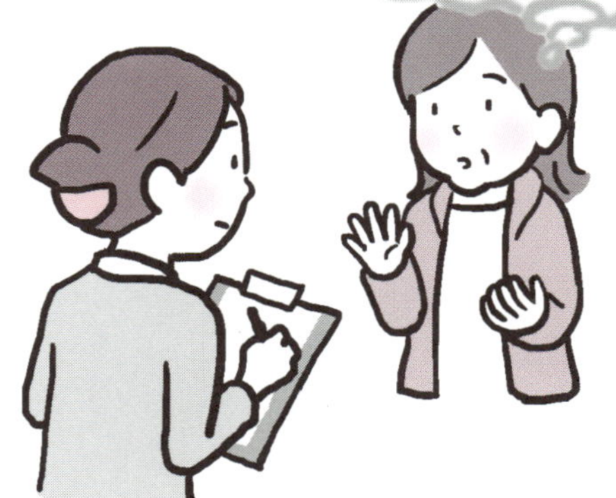

相談時には入院前の本人の様子や、家族が困っていること、不安なことを伝えておこう

退院後も困らないようにする

退院後、療養生活をだれがどのようにサポートできるか、検討する必要があります。

認知症そのものへの対応も必要になってきます。介護保険をはじめさまざまな制度を活用し、訪問診療や訪問介護などを受けられるよう、できるだけ早い段階から調整していきます。

本人が決められる？

「認知症だからわからない」は誤解です

好き／嫌いを表明できれば自分で決められる

認知症と診断されている人、認知症が疑われている人は「理解も判断もできない」と思われがちですが、それは誤解です。

伝え方を工夫すれば、自分の病気や治療のこと、選択の結果起こるかもしれないことや生活への影響などは理解できます。「好き／嫌い」を表明できれば、患者さん本人が自分で「こうしたい」と意思を示し、選択することもできます。

医師と家族だけで話を進めるのではなく、本人の気持ちを確認しながら、判断していきましょう。

相談時に起こりやすいこと

認知症の患者さんに対しては、本人の意向とは無関係に治療方針が決められていくおそれがあります。

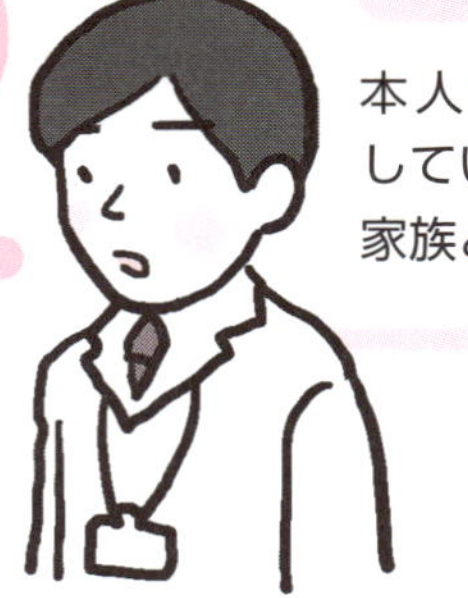

医師

本人が同席していても、家族と話す

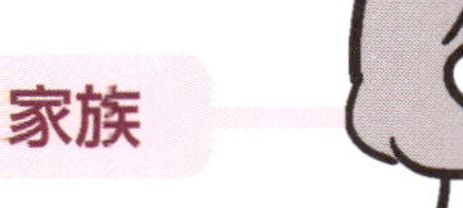

家族

本人抜きで対応を決めようとする

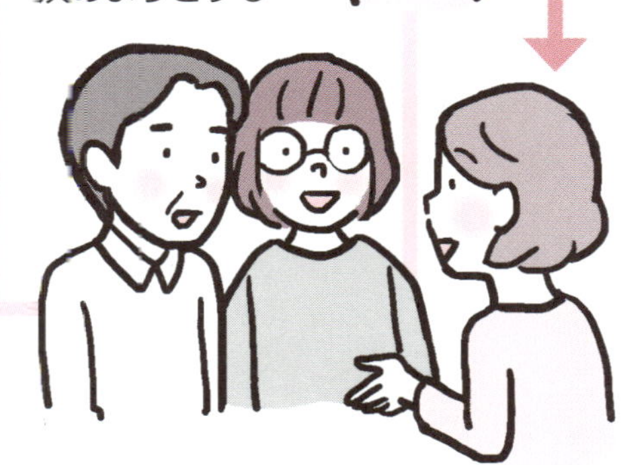

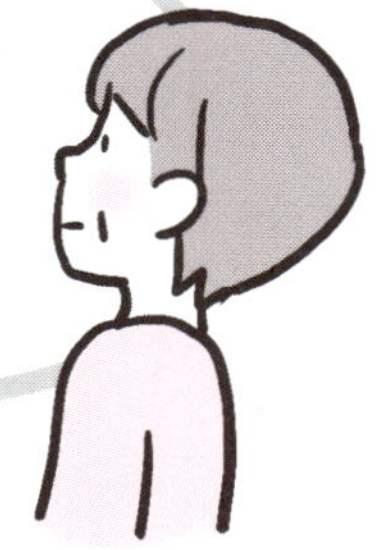

本人

もの忘れなどの症状は強くても感情は残る。疎外されたように感じ、孤独感、孤立感が強まる

「本人が決める」ために必要なこと

「認知症だから、本人は決められない」と思い込まず、「どうすれば本人の意向を尊重できるか」という視点で、コミュニケーションをとるようにします。

本人の思いをゆっくり聞く

認知機能が低下していると、考えをまとめるのに時間がかかります。あせるとさらに混乱しやすくなるため、周囲の人は時間をかけて本人の思いを聞いていくようにします。

- 「早く決めて」と追い立てない
- 「何度も言ってるのに！」などと責め立てない
- 選択肢を示すなら、重要なことから順番に提示

ふだん使う言葉で、ゆっくり、文節を区切って、穏やかに話す
話すだけでなく書いて示す

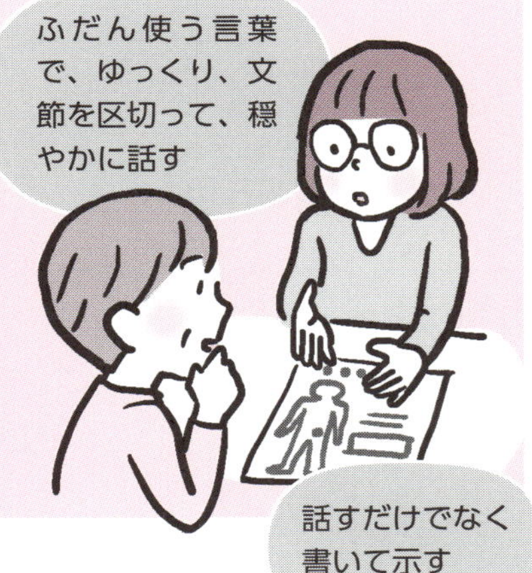

「わかりやすさ」を高める

医師から説明を受けるときは、家族も同席するとよいでしょう。本人は慣れない場所で落ち着かず、医師の話に集中できないことがあります。

医師も家族も、次のようなことを心がけると、本人のわかりやすさが増します。

- 10歳くらいの子どもでも理解できそうな言葉を使う
- 話の内容を紙に書き、くり返し確認できるようにする
- 図や写真なども活用する

理解できている？　本心か？

話し合いの場では、ただ伝えるだけでなく「どうなると思う？」と本人に聞きましょう。

口で言っていることと態度が異なる、本人の言うことがコロコロ変わるなどという場合、本音を話しやすい相手と、遠慮してしまう相手で発言が変わっている可能性があります。「わかっていない」と決めつけず、くり返し確認していきましょう。

「全部まかせる」と言われたら

本人が「わからないから、まかせる」などという場合には、本人の生活への影響を具体的に示し、「こうなるけど、いい？」と確認していきましょう。

治療と認知機能①

認知症があると入院生活で「せん妄」が出やすくなります

「せん妄」は一時的な意識障害

がんの積極的な治療の多くは入院を要します。高齢の患者さんは、入院中「せん妄」といわれる一時的な意識障害が出ることもあります。せん妄は環境の変化によるストレスだけで発症するわけではなく、身体的な要因から起こります。だれにでも生じる危険性はありますが、認知症があればさらにリスクが高まります。脳の神経障害による認知症と違い回復可能ですが、重症化すると、結果的に認知症が悪化するおそれもあります。要因・誘因を減らすことが、予防と早期対応につながります。

せん妄の症状の例

入院中、急にこれまでと違う様子が見られるようになったときは、認知症の悪化ではなく、せん妄の合併が疑われます。

- 入院した理由がわからず、「家に帰る」と訴える
- 集中できず、何度も同じことを聞いたり、しようとしたことを途中でやめたりする
- 日中はぼんやり、夜になるとそわそわして落ち着かない様子がみられる
- 点滴などの管を自分で抜いてしまう
- 自分が手術を受けたことを忘れている
- 天井や壁を見ながら、そこにはないものや風景が見えると訴える

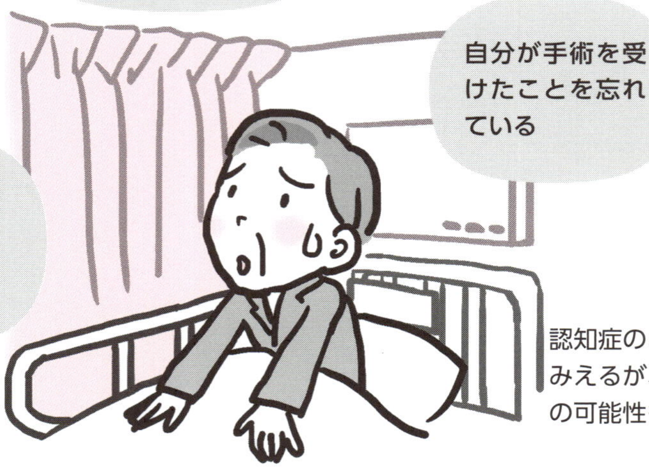

認知症のようにもみえるが、せん妄の可能性もある

せん妄の要因と発症に至る流れ

認知症の入院患者さんの約７割に「せん妄」が起こるといわれます。せん妄は、直接的な要因に対処すれば、回復が期待できます。

起こりやすい人

- 70 歳以上
- 脳血管障害などの持病がある
- 認知症　など

直接的な要因

- 感染
- 脱水
- 使用している睡眠薬などの影響（→ P50）

誘因

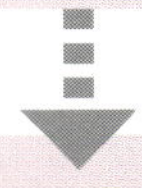

- 環境の変化
- 睡眠リズムの乱れ
- 痛み
- 便秘
- 身体抑制（動かないようにすること）

など

せん妄の発症

身体的な原因で発症した意識障害。さまざまな症状がみられる

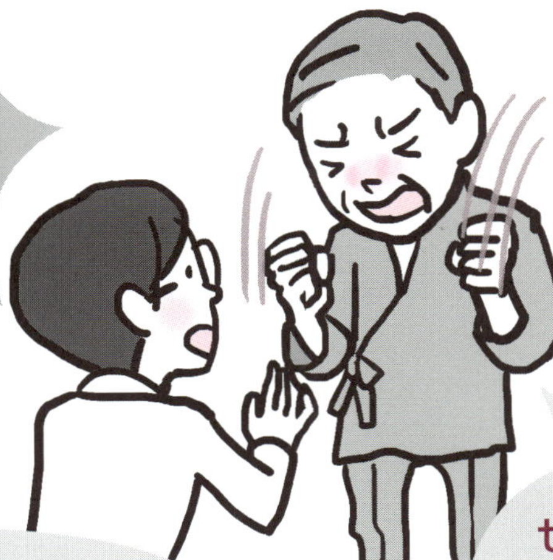

回復の遅れにつながることも

点滴や排液のための管を抜き、合併症を起こしやすくなる、動きまわり転落・転倒してケガを負うなどといったことがあると回復が遅れます。

入院が長引くうちに体力の低下が進んだり、認知症が進んだりするおそれもあります。

せん妄？　認知症？

認知症の悪化による症状ととらえていると、適切な対処が遅れ、せん妄の重症化につながるおそれがあります。

認知症の症状は変化が少ない。夕方から別人のようになり、混乱したり怒りっぽくなったりするようなら、せん妄が疑われる

治療と認知機能②

認知症が治療の妨げになることもあります

予定どおりに治療が進まないことも

認知機能の低下がみられたり認知症の診断を受けていたりしても、それだけを理由に治療を受けられないわけではありません。ただ、つらさをうまく伝えられないまま、がんが進行した状態で見つかることも多く、選択可能な治療手段は当初から限られていることもあります。

また、「この方法で治療していく」と決めても、認知機能の低下が影響し、治療が予定どおり進まなくなることもあります。どのような問題が起こりやすいかを知ったうえで対応を考えていきましょう。

がん治療への影響

認知機能が低下していると、がんの治療の中断につながるような事態が起こりやすくなります。

- 薬の服用を忘れたり、休薬の必要があるときに飲み続けたりしてしまう
- リハビリが億劫（おっくう）になる
- 体調の悪さを伝えられず、副作用や感染などへの対応が遅れがちになる
- ストーマケアが難しい
- 嚥下機能（飲み込む力）の低下による誤嚥（ごえん）が増え、肺炎を起こしやすくなる
- せん妄が起こりやすい
- うつ状態になりやすい

心身の状態が悪化し、がんの治療を続けられなくなる

両立をはかるために

がん治療を進めるためには認知症にきちんと対応することが、認知症を進めないためにはがん治療にともなう負担を減らすことが必要です。

「できる」を過信しない

薬の管理など、本人は「ひとりでできる」と言っていても実際には難しいことが多いもの。また、家族が「支えられる」と思っていても、支えきれなくなることもあります。本人も家族も負担になりすぎない治療法や支援のしかたを考えます。

認知症の治療を開始・継続する

がんをきっかけに認知機能の低下に気づいた場合は、認知症の診断を受け、治療を始めましょう。認知機能を維持する薬の使用や、日常的なケアを充実させることで、進行がゆるやかになる可能性はあります。

本人の様子をよくみる

本人は体調が悪くても気づかなかったり、「熱がある」「痛い」などと訴えたりできないことも。いつもと違う様子があれば、身近な人が医療につなぎます。

周囲と連絡、連携する

介護サービスを利用しましょう。施設に入った場合も、通院のつきそいは基本的に家族がおこないます。治療の状況や注意点など施設側に伝えることも大切です。

本人が安心して過ごせるように支えていく

認知症への対応がうまくいかず、本人の不安やいらだちが募ると、攻撃的になったり、ひとり歩きが増えたりと、より対応が難しい症状が増えてくることもあります。そうなると、がんの病状が進んだとき、緩和ケア病棟に入りにくくなるおそれもあります。

認知症を悪化させないためにも、がんへの対応で困らないためにも、本人が安心して暮らせるように支えていくことが大切です。

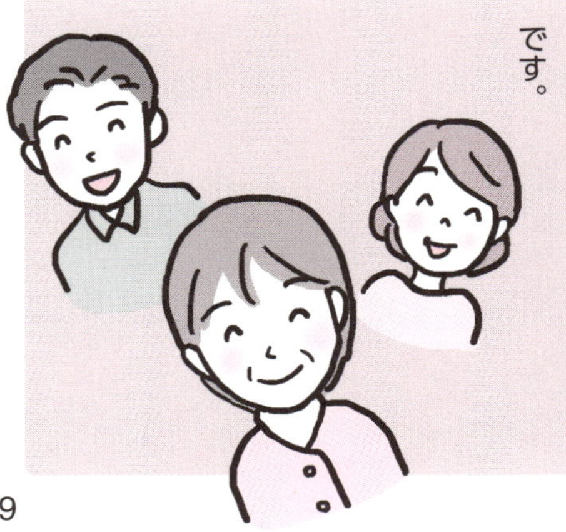

COLUMN

せん妄は退院後に起こることもある

常用している睡眠薬にも要注意

入院中にせん妄がみられた場合、退院後もせん妄がみられることがあります。周囲の人は「認知症がひどくなった」などと思うかもしれませんが、夜になると急に落ち着かなくなるようなら、せん妄の症状かもしれません。

入院中と同様、脱水・感染・痛みなど、体の不調がせん妄を引き起こします。また常用している睡眠薬（ベンゾジアゼピン系睡眠薬）により、せん妄が起こりやすくなっていることもあります。症状がおさまった場合でも、かかりつけの医療機関などに相談しながら、身体的な要因を減らしていくことが次の予防につながります。

「せん妄かな？」と思ったら

落ち着かない様子がみられたり、突拍子もない話をしたり、幻覚をみているようであっても、たしなめたり訂正したりしようとせず穏やかに対応していくと、本人も落ち着きやすくなります。

穏やかな声かけを
座って休みましょう
そうなんですね
いいですね
言っていることを否定しない

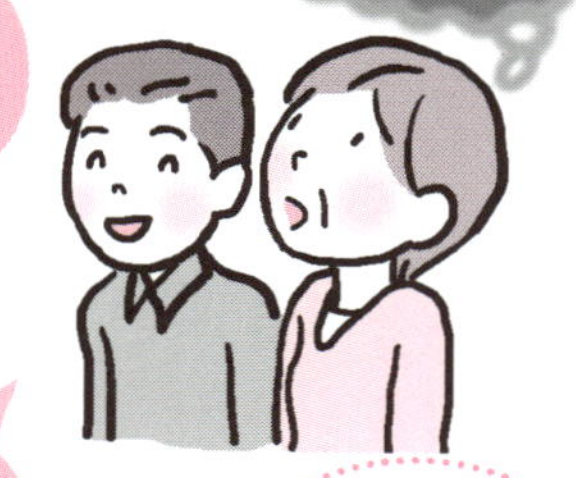

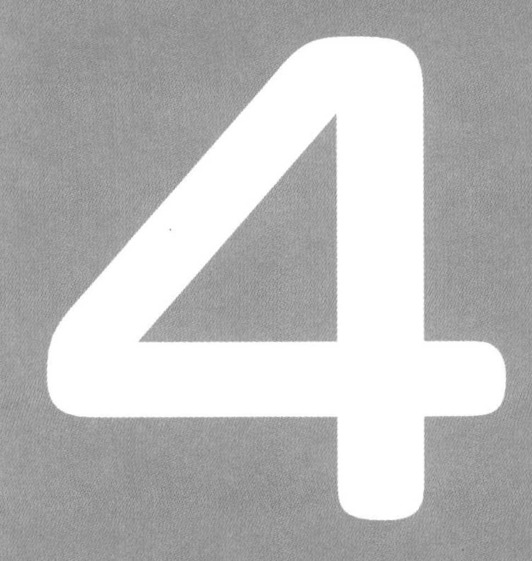

4 がんの治療に取り組む

がんを治すことを目的にした治療を進めようとするなら
治療が始まる前からの確認や準備が必要です。
がんがもたらすつらさや、
がんの治療にともなう問題を減らしていくのも
大切な取り組みです。

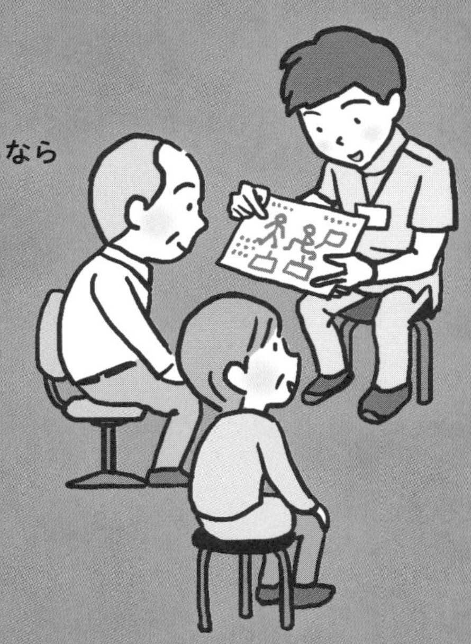

現状の確認

本人の状態を確認し、これからの治療に備えます

今かかえている問題を明らかにしておく

がんを治すための積極的な治療を希望する高齢の患者さんに対しては、がんそのものの状態や各臓器の状態を調べるとともに、生活に必要な機能など、より幅広い視点から患者さんの状態を確かめておく必要があります。治療前から転倒をくり返していたり、体重減少がみられたりする場合、がん治療をきっかけに自立した生活を送れなくなるおそれもあります。

今かかえている問題がさらに大きくならないように、できるだけの対策をとりながら、治療に取り組んでいきましょう。

問題があれば対策を考える

実際の手順は医療機関や担当医により異なるところもありますが、治療開始前に本人の状態を調べておくことは大切です。

心肺機能、肝機能、腎機能、血液の状態など、治療の負担に耐えられる状態かどうかのチェックも進められる

フレイルなどの有無をチェック

簡易的な評価法で問題がありそうか確かめます。たとえばG8スクリーニングツール（→P53）の場合、点数が低いほどかかえている問題が大きいことを意味します。

問題点を洗い出し、対処する

どのような問題があるか明らかにし、特定された問題に対処します。

評価法の一例と対応の例

各質問項目の答えを点数化し、高齢の患者さんの状態をおおまかに把握します。

▼G8スクリーニングツール

(G8 原版をもととし MNA® 日本語版より該当する項目を引用)

質問項目	回答
過去３ヵ月間で食欲不振、消化器系の問題、そしゃく・嚥下困難などで食事量が減少しましたか	いちじるしい食事量の減少:0／中等度の食事量の減少:1／食事量の減少なし：2
過去３ヵ月間で体重の減少はありましたか	3kg 以上の減少:0／わからない:1／1～3kg の減少:2／体重減少なし：3
自力で歩けますか	寝たきりまたは車椅子を常時使用：0／ベッドや車椅子を離れられるが歩いて外出できない：1／自由に歩いて外出できる：2
神経・精神的問題の有無	高度の認知症またはうつ状態：0／中程度の認知障害：1／精神的問題なし：2
BMI 値※ ※体重（kg）÷身長（m）÷身長（m）	19 未満:0／19 以上 21 未満:1／21 以上 23 未満:2／23 以上：3
1 日に 4 種類以上の処方薬を飲んでいますか	はい：0／いいえ：1
同年齢の人とくらべて、自分の健康状態をどう思いますか	よくない：0／わからない:0.5／同じ：1／よい：2
年齢	86 歳以上：0／80～85 歳：1／80 歳未満：2

合計点数（0～17）

特定された問題への対応例

- **身体機能の低下** → リハビリの取り組んだり、転倒の防止策を講じたりする
- **多剤併用** → 服用する薬の種類が増えるほど、飲み忘れや飲み間違い、飲み合わせによる問題などが生じやすくなるため、各科で調整してもらう
- **認知機能の低下** → 必要なサポートを受けられるようにしていく（→第 3 章）
- **うつ・気分の低下** → 場合によっては精神科などへの受診をすすめられる
- **栄養状態** → 管理栄養士などから食事のアドバイスを受けられることも

治療とリハビリ

がんのリハビリは治療前から始めることもあります

どの時期にもリハビリは役立つ

リハビリテーション（リハビリ）は、一般に低下した機能の回復を目的におこなわれます。がんの場合も、手術の影響などでなんらかの機能障害が生じた場合には、それに対応したリハビリが必要になります。

また、がんの場合、治療に備えて、機能低下が現れる前の段階からリハビリを始めることもあります。治療期間が長くなる場合には治療中もリハビリを続け、体力の低下を防ぐことがすすめられます。がんの進行がまねく症状に対しても、リハビリは有効な場合があります。

治療開始前に取り組みたいこと

手術の合併症として起こりやすい肺炎は、呼吸機能の低下が一因となります。がんの手術を受ける場合には、手術を受ける前から呼吸機能を高めるための取り組み（呼吸リハビリ）を続けておくとよいでしょう。

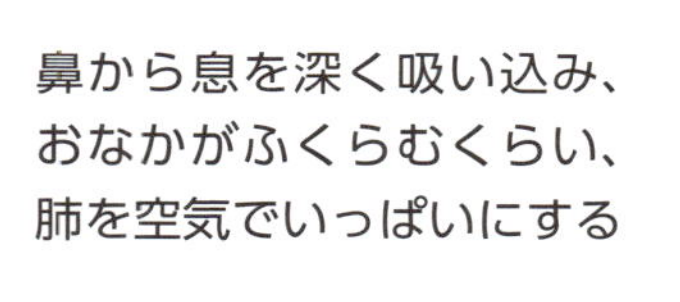

数回くり返す

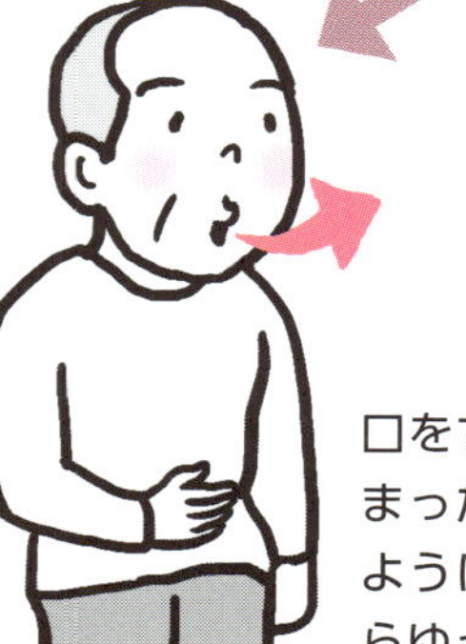

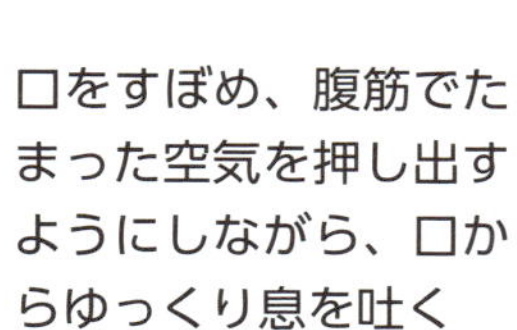

呼吸リハビリ

手術後は、痛みや麻酔の影響で呼吸が浅くなりがちです。痰をうまく吐き出せず、痰がたまったままになると肺炎が起こりやすくなります。おなかや胸をゆっくり大きくふくらませて呼吸する練習をくり返し、肺を動かす筋肉を鍛えておきましょう。

専用の器具を使ったり、痰を吐き出す練習をすすめられたりすることもあります。

治療中も治療後もリハビリは有効

がんの治療によって低下しやすい体力をつけるためにも、また、がんの治療によって低下した機能に対応していくためにもリハビリは有効です。

体力を低下させないための取り組み

薬物療法や放射線療法のように治療期間が長くなる場合には、治療中もできるだけ体を動かすことが、体力の維持につながります。適度な運動には不安を軽くしたり、気分よく過ごせるようになったりする効果も期待できます。

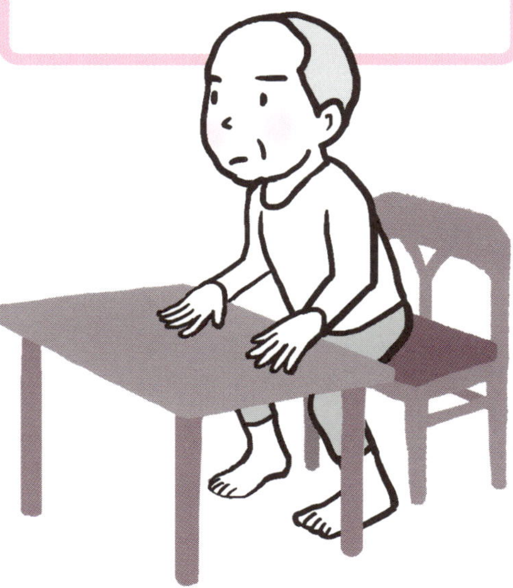

椅子から立ったり座ったりする動きをくり返すだけでも、脚力の維持につながる

回復を促す取り組み

がんの手術後などは、なるべく体を動かすことが回復につながります（→ P58、76）。

治療にともなう機能低下を補う取り組み

がんの治療を担当する医師や看護師、医療機関によってはリハビリテーション科の医師や療法士（理学療法士、作業療法士、言語聴覚士）などが、本人の状態に合わせたプランを立て、指導にあたります。

- がんの手術の影響で起こった嚥下障害や発声障害への対応
- 婦人科系のがんや泌尿器のがんの手術後の排尿機能の障害への対応
- 乳がんや婦人科系のがんなどでみられるリンパ浮腫への対応

など

手術の場合①

いろいろな合併症、せん妄のリスクは減らせます

リスクに備えておけば対処しやすくなる

手術療法には各種のリスクがともないます。手術がきっかけで、さまざまな問題が生じることもあります。外科手術にくらべて負担が軽いとされる内視鏡治療やＩＶＲ（→Ｐ23）を受ける場合でも、合併症の危険性は皆無ではありません。

ただし、合併症の起こりやすさは、年齢だけでなく、栄養状態や糖尿病の有無などでも違います。術前に治療可能な状態と判断され、服用薬の調整や体調を整えたうえで手術に臨めば、大きな問題なく治療を終えられる人が大半です。

手術にともなう合併症の例

手術する部位や手術方法によっては、ここに挙げた以外の合併症が起こることもあります。担当医に確認しておきましょう。

血栓

横になっている時間が長いと足の血流が悪化し、血管内で血液のかたまり（血栓）ができることがある。血栓が心臓や脳の血管をふさぐと深刻な事態が起こるおそれがある

感染

痰を出しにくくなって肺炎につながったり、手術で縫い合わせたところが赤く腫れたりすることがある

その他

手術部位によっては、腸閉塞、声のかすれなど。内視鏡治療では出血など

麻酔のリスク

全身麻酔時は気管に管を入れて呼吸できるようにする（気管挿管）。挿管時に傷ができることがある。また、血圧が下がったり、血流が悪くなったりして心臓や脳に十分な血液が行きわたらないと、心筋梗塞、脳梗塞などを起こすおそれも

リスクを下げるためにできること

安全に治療を進めるには、術前からの取り組みが重要です。

歯科治療と口腔ケア

口内の雑菌を減らすことが肺炎予防につながります。全身麻酔でおこなわれる気管挿管時に歯が抜けないように、ぐらつく歯の治療もおこなっておきます。

禁酒・禁煙

酒量が多い人はせん妄が起こりやすく、肝機能の低下も心配です。喫煙は痰を増やし、肺炎のリスクが高まります。

使用している薬の調整

血液をかたまりにくくする薬など、手術に影響する薬はしばらく休むように指示されるでしょう。医師の指示にしたがいます。

睡眠薬としてベンゾジアゼピン系の薬を使用している場合には、せん妄（下記）を起こしやすくなります。入院前に医療者に伝え、相談しましょう。

併存疾患をしっかりコントロール

血糖や血圧の良好なコントロールは、合併症のリスクを下げます。

術前のリハビリに取り組む（→ P54）

せん妄は予防と早期対応が重要

高齢者は、認知症がなくても入院中にせん妄（→P46）を起こすリスクが高めです。家族はつきそいを求められることも。いつもと様子が違うと思ったらすぐに医療者に伝えましょう。

早めに気づき、痛みをやわらげるなどの対応でおさまることが多いものの、本人が周囲の状況をつかめず不安が募ると、症状が悪化することもあります。いつも使っている補聴器や眼鏡、見やすいカレンダーや時計などを用意し、穏やかな態度で接しましょう（→P50）。

痛みはせん妄をまねく一因。「眠れない」などという訴えのかげに痛みが隠れていることも

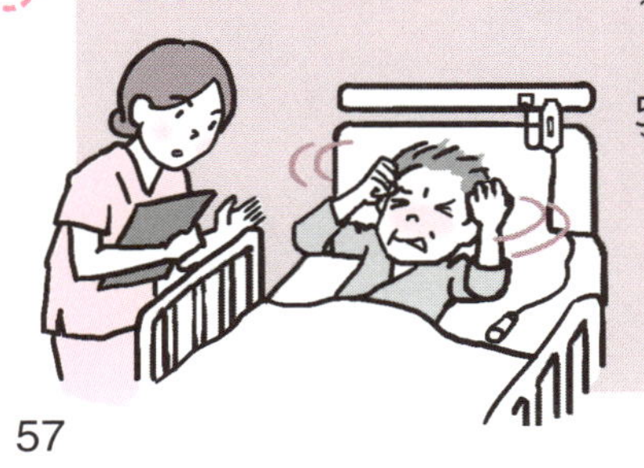

手術の場合②

退院後は生活の場で療養を続けます

退院時にはまだ回復の途中

治療の内容にもよりますが、手術単独の場合、入院期間はさほど長くはないでしょう。合併症が起こる心配がなくなれば、退院となります。

退院の段階では、まだ完全には回復していません。内視鏡治療やＩＶＲのように、切開をともなわない治療でも同様です。

だからといって、「痛い」「疲れた」と横になってばかりいると、体力の低下が進んでしまいます（→Ｐ76）。退院後も、無理のない範囲で「離床（りしょう）」を心がけることが、回復を早めるポイントのひとつです。

「早期離床」を心がける

離床とは、その字のごとくベッドから離れること。手術後、早い時期から起き上がって歩くなど、動くようにすることを早期離床といいます。

合併症の予防に有効

血栓症や肺炎、筋力低下など、寝たままの状態が続くと合併症が起こりやすくなります。早期離床が合併症を防ぐ鍵になります。

精神面にもよい影響がある

起き上がり、活動する時間を増やすことは、せん妄や認知機能の低下を防ぐためにも有効とされます。

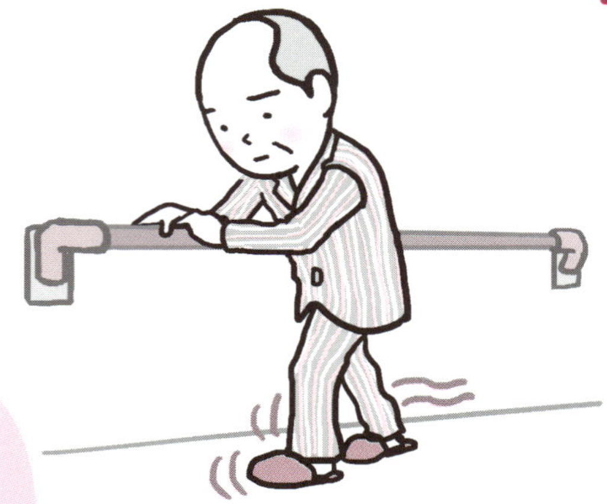

入院中、安静の指示が解かれたら横になってばかりいないようにする。少しずつ、歩く時間や長さを増やしていこう

療養生活に向けた準備を進めておく

高齢の場合、若い人にくらべると回復に時間がかかることが多いもの。
療養期間中の困りごとを減らすために、退院前から準備をしておきます。

リハビリの方法について指示をもらう

回復を促すために、治療後のリハビリは有効と考えられます。どのようなことをすればよいか、看護師やリハビリテーションを担当する療法士などに聞いておきましょう。

痛みはがまんしない

痛み止めは十分な量を処方してもらいましょう。

痛みが強いと動くのが億劫になりがちです。がまんせず、薬を使ってしっかりコントロールしていきます。

起き上がりやすい、動きやすい環境に

退院後は、まだ痛みがあることが多いもの。介護保険を利用し、介護ベッドをレンタルしたり、手すりを設置したりするなど、ケアマネジャーなどと相談しながら、動きやすい環境を整えておきましょう。

動く際は段差に注意し、転倒を防ぐことも大切です。

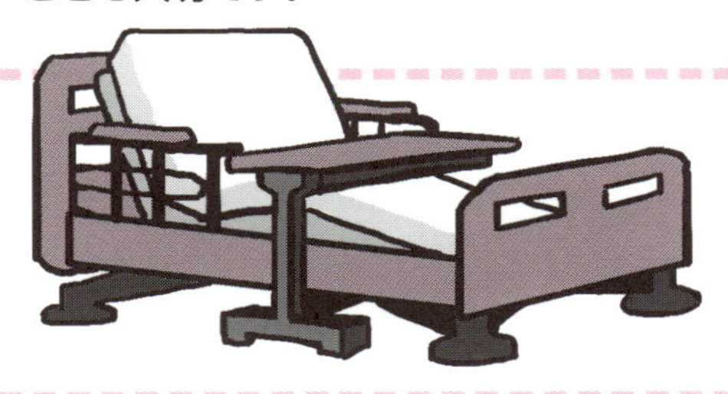

食事は工夫が必要なことも

消化器系のがんでなくても、入院中や退院後すぐは食が細くなり、やせることはよくあります。のどごしのよい、食べやすいものを用意するなどの工夫が必要になります（→ P78）。

動けるようになると、自然に食べられるようになっていくことも多いでしょう。あせらず工夫していきます。

薬物療法の場合①

治療にともなう不快な症状は減らす方法があります

年々増えるがんの治療薬

がんの薬物療法に用いられる薬といえば抗がん剤、抗がん剤といえば副作用が強いというイメージが強いかもしれません。しかし、がんの治療薬は年々種類が増えています。従来から用いられてきた、いわゆる抗がん剤だけでなく、特定の対象に的を絞って作用する薬（分子標的薬）や、免疫の働きに作用する薬（免疫チェックポイント阻害薬）などが使用できる場合もあります。

有害な影響はできる限り防ぎ、防げなければ適切に対処しながら治療を続けていきます。

がんの治療薬のタイプ

従来から使われている細胞障害性の抗がん剤以外にも、さまざまな薬があります。

従来からの抗がん剤

細胞の増殖を止めて死滅させる作用がある殺細胞性の薬。分裂・増殖のスピードの速いがん細胞によく効きます。しかし、正常な細胞にも作用は及び、さまざまな副作用につながります。

ホルモン療法薬

前立腺がんや乳がん、子宮体がんなど特定のホルモンががんの増殖をまねく要因になるがんに対しては、そのホルモンの分泌や働きを妨げる薬を使い、がんの増殖を防ぎます。

分子標的薬

特定の分子（タンパク質など）を目印にして攻撃する薬の総称です。効果が期待できるがんの種類やタイプなど、使用条件は限られています。

免疫療法薬

薬そのものががん細胞を攻撃するのではなく、自分の免疫細胞が、がん細胞を攻撃できるようにする薬もあります。免疫チェックポイント阻害薬はその一種です。

がんの薬物療法を受けるときの注意点

薬物療法は、長期に及ぶことも多くなります。身近な人の協力も必要です。

使用する薬の特徴を知る

副作用の現れ方は使用する薬により異なります。注意したいサイン、対応のしかたをあらかじめ確認しておきましょう(不快な症状への対応は5章参照)。

▼細胞障害性の抗がん剤

血液細胞や粘膜の細胞など、新陳代謝がさかんな組織の障害が起こりやすくなります。吐き気・嘔吐、下痢、倦怠感、脱毛、手足のしびれや皮膚症状（手足症候群）など、副作用として現れる可能性のある症状はいろいろです。

▼ホルモン療法薬

ほてりやのぼせ、骨粗しょう症、肝機能障害などがみられることがあります。

▼分子標的薬

正常な細胞にもがん細胞と同じ目印がみられ、特有の副作用が現れることも。手足症候群は歩行の妨げになるほどひどく出ることもあるので要注意（→ P81）。

▼免疫療法薬

免疫の働きが強くなりすぎると、ときに重い副作用が出てくることも。どこにどのような副作用が現れるか予測しにくいため、早期発見・早期対応が重要です。

気がかりなサインを見逃さず、早めに対応する

高齢の患者さんは体調の変化に自分で気づきにくかったり、うまく伝えられなかったり、臨機応変な対応が難しいこともあります。身近な人の協力が必要です。

発熱性好中球減少症に注意！

抗がん剤の影響で、血液細胞のなかでもとくに減りやすいのが好中球。好中球が減ると、感染が起こりやすくなります。

抗がん剤治療中の発熱は、感染のサインです。あらかじめ、医療者に発熱時の対応のしかたを確認しておきましょう。

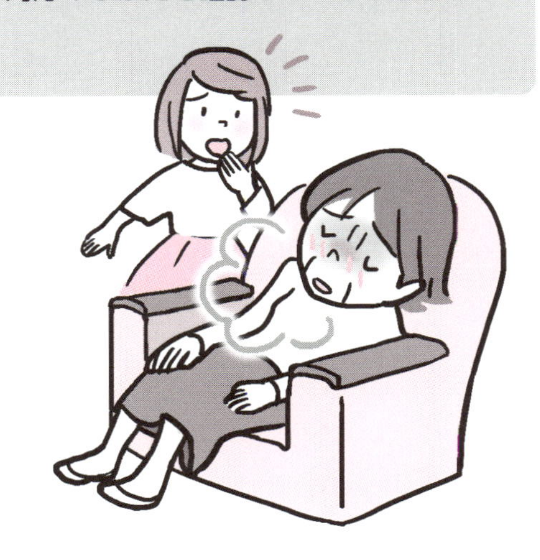

薬物療法の場合②

在宅で服薬を続けることも。薬の管理を工夫します

指示どおりに続けることが大切

がんの治療薬の開発が進み、高齢の患者さんでも通院しながら薬物療法を続ける例が増えています。注射や点滴を受けに通院することもあれば、毎日、服用を続けることもあります。

飲み薬なら負担が少なそうに思えるかもしれませんが、治療がうまくいくかどうかは、指示されたとおりに飲み続けられるかにかかっています。また、飲み薬だから副作用がないわけではなく、とくに分子標的薬には特有の症状もあります（→P61）。心配な症状があれば、すぐに対応することも必要です。

薬の使い方はいろいろ

投与のしかたは薬の種類によって異なります。どのように治療を進めるのか、きちんと確認しておきましょう。

病院で注射・点滴を受ける

注射による薬の投与は、針を入れる深さにより皮下注射、静脈内注射などと区別されます。

点滴は、大量の薬剤を一定時間かけて投与する場合に用いられる方法です。

在宅で内服を続ける

がんの治療薬として内服薬が用いられることもあります。服用の回数やタイミングは薬ごとに違います。指定されたとおりに服用することが必要です。

入院か通院か

注射や点滴の場合でも、外来で投与を受け、その日のうちに帰ることが増えています。ただし、初回は副作用の現れ方などをみるために、入院となることもあります。

治療中の注意点は5章参照

決まったとおりに飲む工夫

薬の飲み忘れだけでなく、飲んだことを忘れて余計に飲んでしまう場合もあります。薬剤師や看護師（訪問看護師）に相談しながら、薬の管理を工夫します。

1回に飲む薬をひとつにまとめる

高血圧や糖尿病の治療薬など、がんの治療薬以外にもさまざまな薬を処方されている場合、飲む薬をひとつにまとめる「一包化」が可能なこともあります。

回数や剤型を変える

作用が同じ薬でも、1日の服用回数が1回でよいもの、水なしで飲めるOD錠、貼付薬など、さまざまな種類がある場合もあります。変えられるものがあれば、変更するのも一法です。

服用のタイミングで渡す

飲み忘れが減らない、薬をシートから取り出せない場合には薬の管理は家族や介護者がおこない、1回分ずつ本人に渡してその場で飲んでもらいましょう。

服用したらノートやカレンダーにチェック。スマートフォンを使っているなら服薬管理アプリの利用も便利

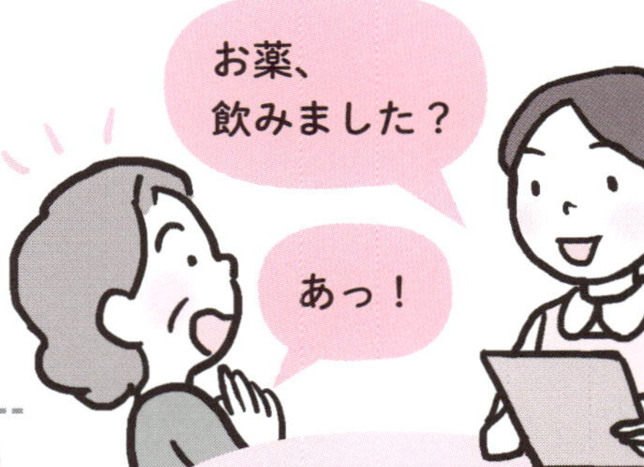

介護サービスを利用する

訪問看護を利用すれば、訪問看護師に薬の服用介助をお願いできます。

「薬を飲ませること」は医療行為にあたるため、介護ヘルパーには頼めませんが、服用したかどうかの確認はしてもらえます。

薬の種類を減らせないか、相談してみよう

がん以外にも複数の持病があり、それぞれ主治医がいるという人も多いでしょう。それぞれの病気に最適な治療薬が処方されると、必然的に服用する薬の種類が増えます。薬の種類が増えると、薬どうしが作用を及ぼし合って思わぬ症状が現れ、その症状を抑えるためにさらに処方される薬が増えるという事態に陥りやすくなります。

薬のことで不安を感じたら、がまんして飲み続けるのではなく、医師や薬剤師、訪問看護師に薬の種類を減らせないか、相談してみましょう。

放射線療法の場合

治療の目的は「がんを消すこと」にかぎりません

計画どおりに実施できるかが重要

強いエネルギーをもつ放射線が当たると分裂中の細胞はダメージを受け、増殖できなくなります。分裂の速いがん細胞に集中的に放射線を当て、治療するのが放射線療法で、体力が十分にあるとはいえない高齢の患者さんでも受けられる可能性があるがんの治療法のひとつです。

ただし、高齢者の場合、放射線照射による副作用や、がんの治療とは直接関係しない体調不良などにより、計画どおりに実施できなくなるリスクがつきものです。休止が続くと治療効果は得にくくなります。

目的は2つに分かれる

放射線療法は、がんの範囲が限られている場合だけでなく、がんが転移して広がっている場合に用いられることもあります。

がんの根治を目指す

一定期間、毎日、少しずつ放射線を当てていきます。がんの範囲が限られている場合、放射線照射を続けることで病巣が消えることもあります。

- 切開をともなう手術にくらべ体の負担は少ない
- 通常、入院の必要はない

がんによる症状の緩和を目指す

がんを小さくしたり、がん細胞の量を減らしたりすることで、つらい症状がやわらぐ可能性があります。症状をやわらげるのが目的なら、少ない回数でも効果は得やすいでしょう。

- 骨にがんが転移して生じる痛みをやわらげる
- 脳に転移したがんを小さくすることで、痛みや麻痺（まひ）などの症状をやわらげる
- 腫瘍からの出血を止める

など

治療効果を得るために必要なこと

放射線療法でがんを根絶させようとする場合は、計画どおりに受け続けることができるかどうかが治療効果を得る鍵になります。

副作用が軽い

倦怠感などの全身症状や照射範囲の皮膚炎、照射部位によっては腹痛や下痢、食道がんなどの場合は粘膜炎の痛みによる嚥下困難など、副作用が重いと治療を続けにくくなります。

通い続けられる

近隣の医療機関に治療用の装置がなく、放射線療法を受けようとしたら遠方の病院に通院しなければならないということもあるでしょう。

休まず通い続けるには、周囲の協力が必要になることもあります。

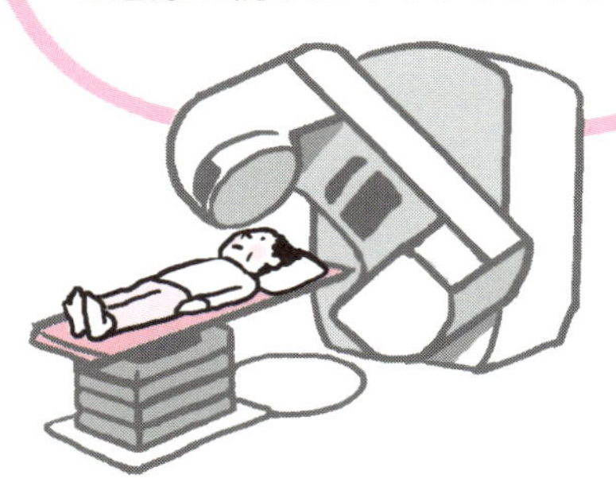

通常の放射線療法では、電磁波の一種であるエックス線やガンマ線が使われる

同じ姿勢を保ち続けられる

放射線は毎回、同じところに照射するため、いつも同じ姿勢を保つ必要があります。

陽子線治療、重粒子線治療とは

光速に近いスピードで粒子を加速させて照射するのが陽子線・重粒子線治療です。広い意味では放射線療法の一種で、高齢でも受けられる可能性があります。体の奥にある病巣に集中的に照射でき、エックス線を用いる通常の方法にくらべ、皮膚など正常な組織にダメージを与えにくいとされます。

ただし、陽子線・重粒子線治療に保険適用が認められるのは一部のがんのみで、それぞれ細かな条件もあります。大規模な設備を必要とするため、実施可能な施設も限られています。

保険適用が認められていないがんに対しても、先進医療として受けられる場合もありますが、その場合、陽子線・重粒子線治療にかかる費用（数百万円）は全額自費となります。

支持療法・緩和ケア

がんの治療とともに「つらさ」にも対応していきます

つらさを軽くすることも必要な治療

がんが見つかり、対応を進めていくうえで、患者さん本人も家族もさまざまな悩み、つらさをかかえるようになることはまれではありません。

がんがもたらすつらさをやわらげ、生活の質を維持・向上させるためにおこなわれる治療やケアは「支持療法」、あるいは「緩和ケア」といわれます。

たんに「がんを消す」というだけにとどまらず、本人や家族がかかえる問題の解決をはかり、つらさを軽くしていくのも、がんの治療に取り組み続けるためには大切なことです。

がんがもたらす「つらさ」はいろいろ

がんにまつわる悩みごと、つらさをかかえたままでいると、治療を続けるのがむずかしくなることもあります。身近な医療スタッフに相談してみましょう。

積極的な治療がもたらす有害な影響

- 副作用がつらい
- 治療の後遺症に悩まされている

など

気持ちや生活するうえでのつらさ

- この先が不安
- 家族に迷惑をかけたくない
- （患者に家族が）うまく対応できない　など

がんがもたらす身体的な苦痛

- 痛い
- 息苦しい
- だるい

など

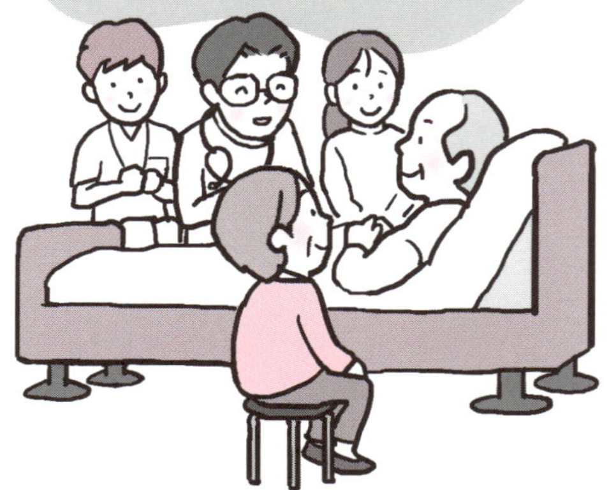

支持療法や緩和ケアは、がんの治療を担当する医師だけでなく、看護師、薬剤師、管理栄養士、理学療法士など、さまざまな専門職がかかわりながら進められる

あらゆる時期に必要なこと

広い意味での「緩和ケア」は、がんの積極的な治療を受けているかどうかにかかわらず用いられる言葉ですが、がんの治療と並行しておこなわれる緩和ケアについては、「支持療法」ともいわれます。

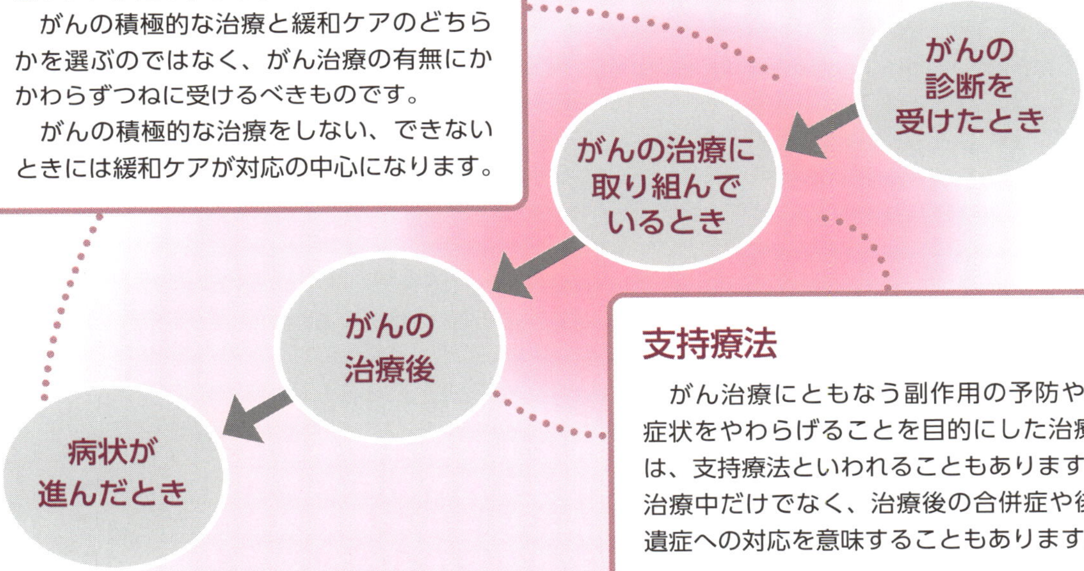

緩和ケア

広い意味では、患者さんや家族がかかえるつらさをやわらげ、生活の質を維持・向上させるためにおこなわれる、あらゆる治療やケアが含まれます。

がんの積極的な治療と緩和ケアのどちらかを選ぶのではなく、がん治療の有無にかかわらずつねに受けるべきものです。

がんの積極的な治療をしない、できないときには緩和ケアが対応の中心になります。

がんの診断を受けたとき

がんの治療に取り組んでいるとき

がんの治療後

病状が進んだとき

支持療法

がん治療にともなう副作用の予防や、症状をやわらげることを目的にした治療は、支持療法といわれることもあります。治療中だけでなく、治療後の合併症や後遺症への対応を意味することもあります。

経済的な不安についても相談を

がんの治療にはお金がかかります。経済的な問題があれば主治医に伝える、病院の医療相談室で相談するなどして、不安の解消をはかりましょう。

検査費、診療費、手術費や薬代など公的保険が適用される医療費の自己負担額については、所得に応じた限度額が設けられています（高額療養費制度）。介護保険の自己負担との合算額にも限度額が設けられています（高額介護合算療養費制度）。

一方、入院の際にかかる差額ベッド代や食費、家族の交通費などは全額自費になります。

民間のがん保険などに入っていれば、保険金を受け取れる可能性もあるので、請求を忘れないようにします。

再発・転移

治療がうまく進んでも、また見つかることはあります

改めて対応を考える

がんの積極的な治療が一段落したあと、またがんが見つかることもあります。微量のがん細胞が残っていて、同じ部位に再びできた再発がんなのか、がん細胞が別の部位に流れ着き、そこで増え始めた転移がんなのか、再発でも転移でもなく新たながんが発生したのか、すぐにはわからないこともあります。

がんの状態、患者さん自身の心身の状態を改めて確認したうえで、前回と同じような治療が可能か、あるいは別の対応をとるか、改めて対応を考えていくことになります。

「また見つかった」ときの対応

治療が一段落しても、そこで「完治した」とはいえないのが、がんという病気です。再び、患者さん本人の希望を聞きながら「どう対応するか」を決めていきます。

前回と同様の治療をおこなう

がんが局所にとどまり、患者さんの体力もある程度保たれていれば、再び積極的な治療をおこなえることもあります。

前回とは別の治療法を検討する

転移がみられた場合、がん細胞は全身に広がっている可能性があります。薬物療法がおこなえるかどうか、検討し直すことになります。

緩和ケア中心の対応に切り替える

患者さんの心身の状態とがんの状態をみたうえで、積極的な治療が難しいようなら、症状をやわらげることを中心に対応していきます。

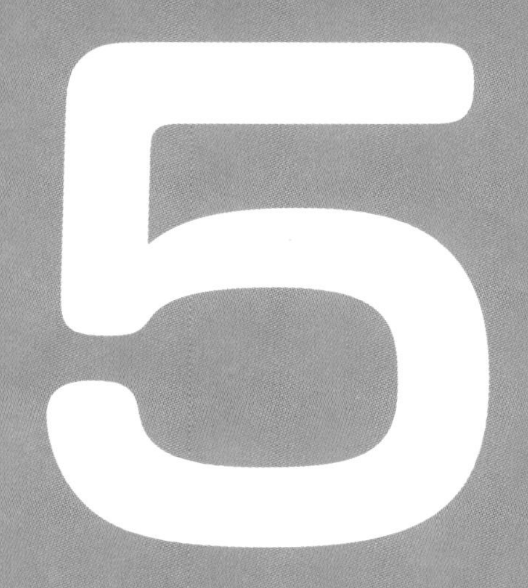

がんとともに暮らす

がんは慢性疾患ともいわれます。
がんの治療を続けている人も
治療を終え、療養生活を送っている人も
がんの治療はおこなわずに
様子をみている人も、
がんと上手につきあいながら、
生活していきましょう。

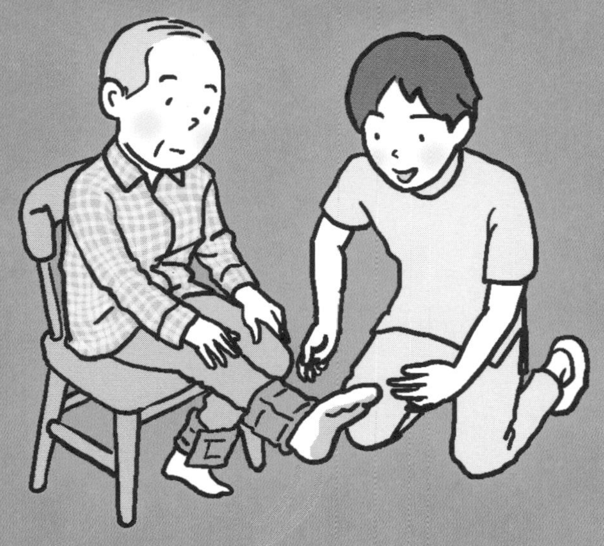

これからの暮らし①

医療・介護両面からの支えが必要になってきます

そのときどきで必要な支えを求めていく

がんや、がん以外の問題で入院治療が必要な状態でなければ、自宅や施設などでの生活が続きます。

この先、医療の面だけでなく、生活を送るうえでなんらかの支えが必要になることもあるでしょう。がんの治療を続けている場合、がんの治療による影響や後遺症が続く場合、がんそのものの影響が現れている場合など、病状により医療とのかかわり方は異なる面もあります。そのときどきで必要な支えを求めながら暮らしていけるように、環境を整えていきましょう。

サポートが必要になるかもしれないこと

がんと関連してサポートが必要になることもありますが、がんとは直接関連しない生活そのものへの支援が必要になる可能性もあります。

がんに関連すること

- 服薬管理
- ストーマの管理
- 手術などの影響による嚥下障害への対応
- 発声機能が失われた場合のコミュニケーションの手段

（両方に該当すること）

- 食べやすい食事の用意
- 通院など、外出時のつきそいや送迎

がんの有無にかかわらないこと

- 掃除、洗濯、買い物、ゴミ出しなど家事一般
- 屋内での移乗・移動
- 金銭管理や生活に必要な手続き
- 衣服の着脱、身だしなみ（洗顔、歯磨き）、入浴
- 排泄
- 食事の介助　など

多くの機関とのかかわりが必要に

自分の家で暮らし続けようとする場合、がんの治療だけでなく生活全体に目を向け、必要なサポートを得られるように調整していく必要があります。

ケアマネジャー

介護保険サービスを利用するケアプランを作成する

がんの治療を担当する医療機関

通院・入院によるがんの治療、検診、緊急時の対応、緩和ケアなど

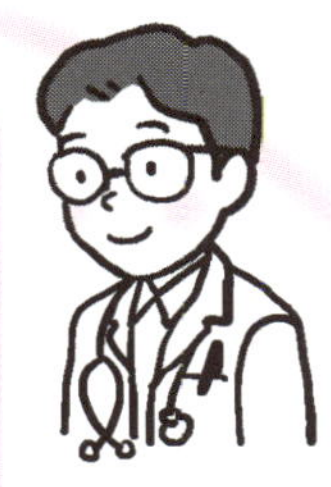

介護サービス

- 家事の手伝い、身のまわりの世話、入浴・排泄の介助、移動のつきそいなど（訪問介護）
- 体操の指導、暮らしやすくするためのアドバイスなど（訪問リハビリテーション）
- 通所リハビリ（デイケア）、通所介護（デイサービス）など

※上記のほか、市区町村や民間企業が実施する介護保険外のサービスもある

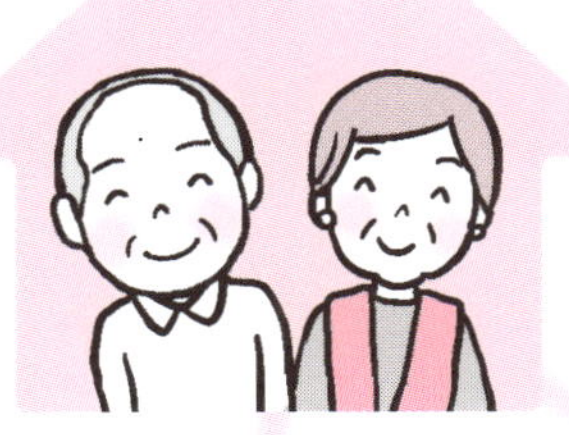

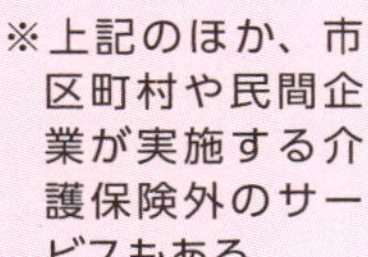

訪問看護ステーション

看護師が自宅を訪問し、健康チェックなどをおこなう（訪問看護→ P75）

容態が急変した場合は近くの救急医療機関がかかわることも

近隣のクリニック

かかりつけ医をもつことは大切（→ P75）

訪問診療が可能な医療機関

訪問診療を利用すれば在宅緩和ケアも可能（→ P75）

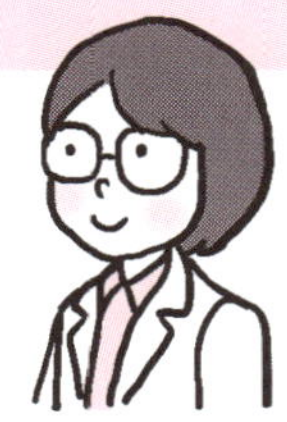

施設入所者は個別に相談 → P38、72

これからの暮らし②

在宅生活が難しければ施設で暮らすことを検討します

がんの状態などを伝えたうえでよく相談を

さまざまな支援が受けられるとはいえ、ひとり、あるいは高齢者のみで暮らしている人などは、在宅での療養生活に不安を感じているかもしれません。なかには高齢者向けの施設で暮らすことを検討している人もいるでしょう。

高齢者向けの施設にはさまざまなタイプがあり、介護保険を利用して入れる施設もあります。しかし、がんの状態や治療の状況によっては入所・入居が難しい施設もあります。いくつか候補を絞ったら、直接確認してみましょう。

高齢者向けの主な施設等

「高齢者向け」といっても多種多様です。

有料老人ホーム等

利用の条件、費用、受けられるサービスは施設ごとにまちまち

- **有料老人ホーム**：介護付きのところもある。費用は高め
- **サービス付き高齢者向け住宅（サ高住）**：安否確認などを受けられる高齢者向け賃貸住宅

在宅の場合と同じように、外部の事業者と契約して、訪問介護や通所介護などの介護保険サービスを受けられるところもある

「特定施設」の指定を受けているところでは、施設側が用意するサービスを受けられる

介護保険施設

介護保険制度の施設サービスを提供する施設。入所して介護などのサービスを受ける

- **特別養護老人ホーム（特養）**：常時介護が必要な人向け
- **介護老人保健施設（老健）**：リハビリなどを提供し、在宅復帰を目指す※
- **介護医療院**：要介護者の長期療養と生活支援

※入所中に外部の医療機関の受診はできないので注意が必要

グループホーム：認知症の人の共同生活の場。介護保険制度の地域密着型サービスのひとつ

施設選びは条件をよくみて検討する

ケアマネジャーなどの話、インターネットで集めた情報などだけで決めず、詳しい条件などは施設側に確認したうえで検討します。

がんの治療中でも大丈夫？

服薬の管理は医療行為にあたります。看護師が常駐していない施設や、常駐していても施設側の決まりとして、内服によるがんの薬物療法を続けている人は受け入れていないこともあります。

通院のつきそいはしてもらえる？

多くの場合、通院のつきそいは施設職員ではなく家族がおこなうことになります。

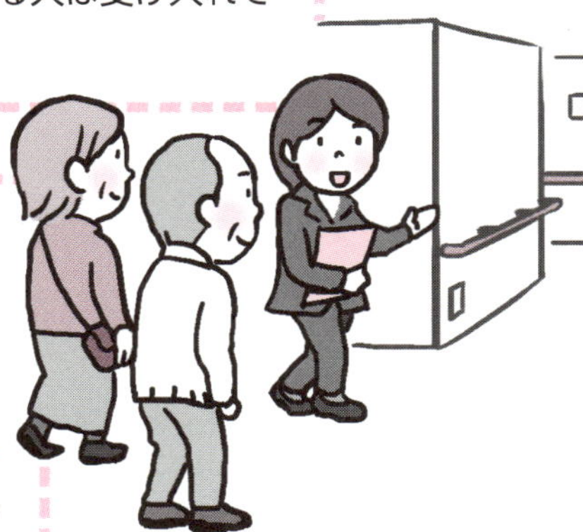

見学に行き、詳しく話を聞いたうえで決める

ストーマ装具の貼り替えはしてもらえる？

施設によって異なります。貼り替え以外にどのような援助が必要かにもよるでしょう。

がんの痛み治療を受けられる？

医療用麻薬（→ P82）の管理はしないところも多いため、緩和ケアをおこなう施設を探したほうがよいでしょう（→ P87）。

がん以外の条件

- 介護保険施設が利用できるのは要介護の認定を受けている人（特養は要介護３以上）のみ。支払う費用は少なめですが、空きがなくすぐには入所できないことも少なくありません。
- 認知症の有無や程度によっては、受け入れ不可とする施設もあります。

最期まで過ごせる？

看取りまで可能とする施設もあります。看取りはしない施設なら、入院する、看取り可能な施設に移る、自宅に戻るなど対応は分かれます。

生活の基本①

生活のリズムを整えながら体調管理に努めます

心身の苦痛がなければ生活の質を保ちやすい

がんの治療後、あるいは治療中でも、心身の苦痛がなければ今までと同じように生活を楽しむことはできます。そのためには体調を管理し、生活のリズムを整えることが大切です。

生活のリズムは、食事・睡眠・排泄のリズミカルなくり返しによって整っていきます。体調が悪いと生活のリズムは乱れやすくなります。体調管理に努めたうえで、今までしてきたことを続けたり、好きなことを始めたりしながら過ごすことが、生活の質（QOL）の維持・向上につながるのです。

生活リズムをつくる鍵

がんの状態や、がんの治療の影響、あるいは認知機能の低下などが影響し、食事・睡眠・排泄のリズムが乱れていくことも少なくありません。

食事

がんの治療中は食事に関する問題が起こりがち。食べない、食べられない原因に応じた対応が必要です(→ P78)。

睡眠

痛みなどの症状が安眠を妨げることもあります。原因への対応とともに、倦怠感があっても昼間はできるだけ体を動かすようにします。

排泄

がんの治療の影響で、便秘や下痢が起こりやすくなることもあります。放置せず、医療者に対応をお願いします。

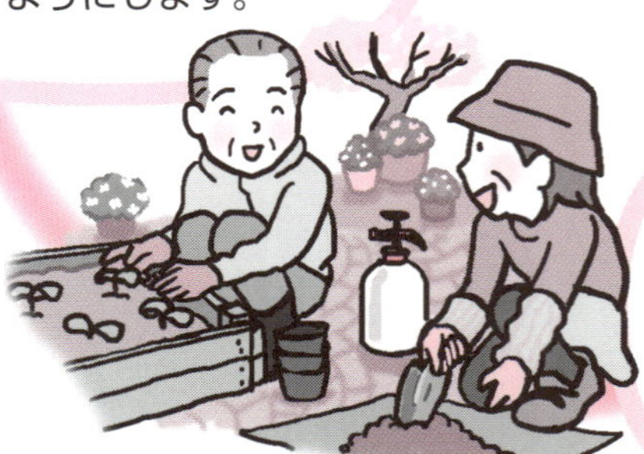

体調管理のポイント

高齢のがん患者さんの場合、がん以外にも、さまざまな不具合をかかえがち。複数の医療機関の「使い分け」が必要になります。

かかりつけ医　がん治療の担当医

予防ワクチンの接種を受けておく

がんそのものの影響や治療の影響で感染症にかかりやすい状態になります。手洗い、うがい、口腔ケアを心がけるとともに、ワクチン接種を受けておきましょう。

▼受けておきたい予防ワクチン

- 肺炎球菌ワクチン
- 帯状疱疹ワクチン
- 季節性インフルエンザワクチン

かかりつけ医

高血圧、高血糖などの治療を続ける

可能なかぎり通院しながら治療を続けましょう。

かかりつけ医　がん治療の担当医

発熱など、体調不良は早めに相談

がんの治療中に起こりやすい緊急事態への対応については、がん治療の担当医から説明を受けていることもあるでしょう。しかし、体調悪化の原因が、すべてがんのせい、がんの治療のせいとは限りません。かかりつけ医に相談するのもよいでしょう。

訪問看護　訪問診療

がんの症状をやわらげる

痛みをはじめ、がんがもたらす症状の緩和をはかるための治療は、在宅生活を続けながら受けられます（在宅緩和ケア）。医師や看護師、薬剤師の訪問による医療支援と、ケアプランに基づく生活支援を組み合わせて進められます。

訪問看護で受けられること

- 主治医（がん治療の担当医や訪問診療医）の指示による医療処置（疼痛管理など）
- 病状や血圧、体温などのチェック
- 服薬の管理
- ストーマの管理
- 床ずれ予防や処置
- 家族の支援・相談
- 体を拭く、洗髪、入浴介助、食事・排泄などの介助・指導

生活の基本②

じっとしてばかりでなく体を動かしましょう

「がんだから安静に」は大きな誤解

年齢が高くなるにつれ、活動量は低下しがちです。動かないうちに筋力が落ちて少し動くと疲れがひどく、ますます動かなくなるという悪循環が起こりやすくなります。その結果、心身の衰えが進みやすくなります。

がんの治療は、悪循環が始まるきっかけになりがちです。しばらく入院したあとなど、家の中の階段を歩いてのぼれなくなるほど筋力が衰えることもあります。「がんだから安静に」と誤解している人も多いのですが、体力を維持するには、日々「動くこと」が大切です。

体力低下が進む悪循環

がんの有無に関係なく起こりうることですが、がんがあることで、さらに悪循環が生じやすくなります。

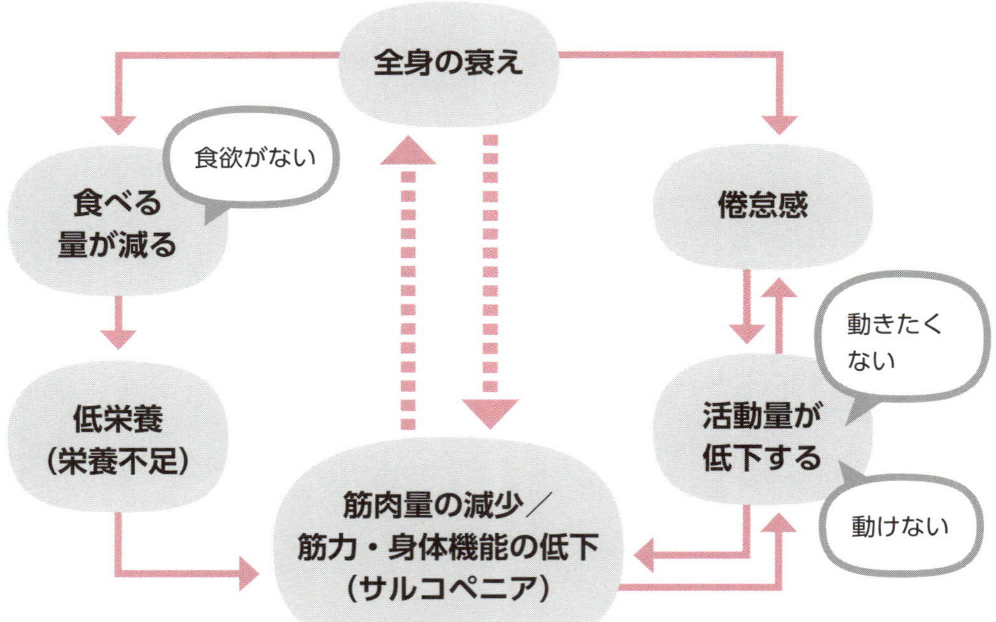

動かなくなる理由と対策

がんの状態は改善しても、動かない生活が続けば動けなくなり、生活の質は低下していきます。動かない理由に応じた対策が必要です。

動くと痛みがある

▶▶痛み止めを使う

動くと痛みが出る場合、「動かなければ痛くない」と、体を動かさない生活に陥りがちです。手術後の傷の痛みなどは、しばらくすればおさまります。しばらくは薬を使いながらでも、体を動かしましょう。

認知機能の低下

▶▶リハビリを受けられるようにする

交友関係や社会的な活動が減り、「一日中、テレビをみているだけ」の日々を送っている人も少なくないでしょう。介護保険を利用して、訪問リハビリ、通所リハビリを受けられるようにするなど、体を動かす機会を増やします。

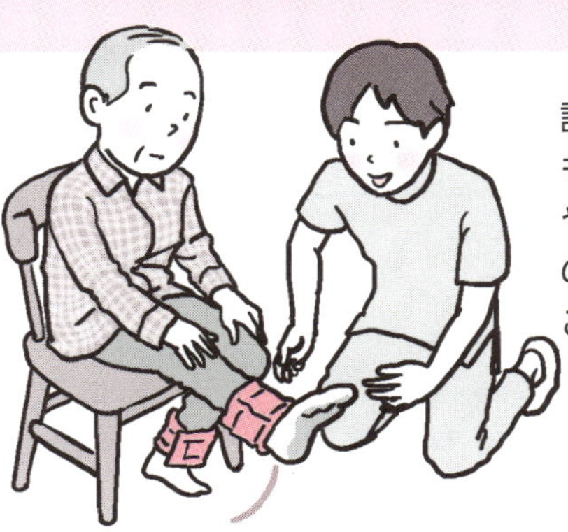

認知症でなくても訪問リハビリや通所リハビリの利用が可能なこともある

入院生活の影響

▶▶あらかじめ備える

入院する場合は、退院前から準備を進めておきます（→P59）。

薬物療法や放射線療法にともなう倦怠感

▶▶軽く動いたほうが改善しやすい

だるさや倦怠感が現れると動く気力がわきません。しかし、散歩やストレッチなど軽く体を動かすことで、むしろ倦怠感は改善しやすいといわれます。

倦怠感が現れるパターンをつかみ、強ければ無理せず休む、少し軽くなってきたら積極的に体を動かすようにします。

低栄養

▶▶食べられるように工夫する

食べられない原因をみつけながら、対応していきます（→P78）。

生活の基本③

「食べない」「飲まない」ときは工夫が必要です

高齢者のがんは低栄養をまねきやすい

食事からとるべき栄養素が不足していたり、偏っていたりする状態を低栄養といいます。高齢のがん患者さんは、がんや、がんの治療の影響、持病や加齢の影響もあり、低栄養になるリスクが高めです。口の渇きを感じにくく水分をとろうとしないため、体内の水分が不足する脱水になりやすい面もあります。

低栄養や脱水は、体調を悪化させるもとになります。食べない・食べられないときや、水分不足が心配されるときは、食べやすくする、飲みやすくする工夫を重ねていきます。

脱水を防ぐために

食べる量が減ると、食事に含まれる水分の摂取量も減ります。食欲がないときも、水分は十分にとるようにしましょう。

果物やゼリーなどを活用

食欲がなくても、水分を多く含む果物やゼリーなどは食べやすいことも。エネルギーも水分もとれます。

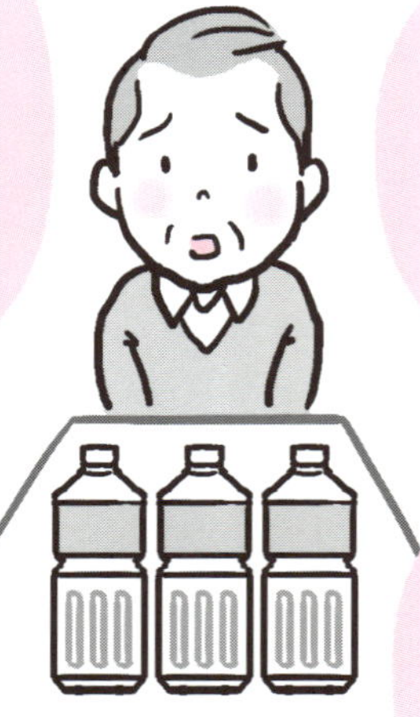

ペットボトルを置いておくだけでは、飲む気になれないことも

少量を何回も

１回に無理なく飲める量をコップに入れ、こまめに「飲んで」と促すと飲みやすいようです。

むせやすければとろみをつける

市販のとろみ剤を用いて、とろみをつけるとむせにくくなります。

食欲がないときの対応法

患者さんがやせていくと周囲の不安も募りがちです。「もっと食べて」とむやみにすすめるだけでなく、医療者にも相談しながら工夫していきましょう。

食事の回数や内容にこだわらない

胃の手術後や吐き気があるときは、少量の食事を複数回に分けてとりましょう。

食欲がないときは、食べたいときに、のどごしのよいものを、食べたいだけ食べるようにします。適度な運動や口腔ケアが、食欲の改善につながることもあります。

食べやすいものの例

- おかゆ、うどん、そうめん、雑炊、豆腐、温泉卵、茶わん蒸しなど
- ゼリー、アイスクリーム、シャーベット、乳酸菌飲料など

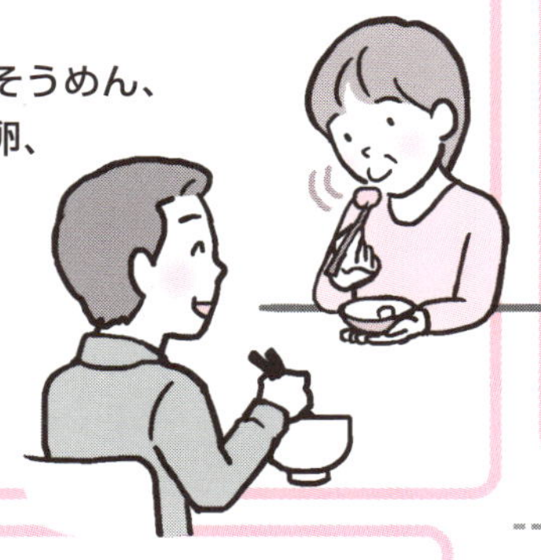

医療者に相談する

薬物療法にともなう吐き気・嘔吐は、薬でかなりの程度抑えられます。栄養士とも相談を。

栄養補助食品を活用する

必要なエネルギーや栄養素の不足が心配される場合には、市販の栄養補助食品を利用するのも一法です。最近は飲料、クッキー状のもの、ゼリーやプリン状のものなど、形状も味つけもさまざまな商品があります。少量でエネルギー、栄養素の補充が可能です。

味覚障害があるときはひと工夫

抗がん剤治療中に起こりやすい味覚障害が、食欲低下の原因になっている場合には、味や温度の工夫で食べやすくなることもあります。

- 濃いめの味つけにする
- 甘味、酸味は感じられることも。飴類、酢のもの、レモンジュースなどが好まれる
- 料理の匂いが気になるときは、さましたり冷やしたりするとよい場合が多い

点滴などが必要になることもある

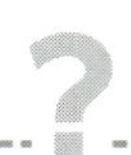

脱水により体調が悪化したときなどは、静脈や皮下から水分を入れることもあります（点滴・輸液）。

食べられない状態が続いているとき、栄養を補給することで状態の維持・改善が見込める場合には、鼻から管を入れて栄養剤を入れる、胃ろう（胃に栄養剤を入れる管）をつくるなどということも選択肢のひとつではあります。

症状への対応①

不快な症状はがまんせず減らすことが大切です

生活の質にかかわる大切なこと

　はじめのうちは無症状のがんも、進行すればさまざまな症状を呈します。それを避けようと治療することで、不快な症状がみられることもあります。高齢者の場合、がんやがんの治療とは関係のない症状をかかえていることも少なくありません。

　不快さは、生活の質（ＱＯＬ）を下げる大きな要因になります。逆にいえば、不快な症状が減れば、それだけで生活の質を上げることにつながります。患者さんを苦しめる症状は、可能なかぎり防ぎ、現れたら早めの対応で減らすことが大切です。

現れやすい症状を知って早めに対応

　受けている治療や、患っているがんの影響でどんな症状が起こりやすいか、医療者からの説明を確認しておきます。症状の多くは、薬でコントロール可能です。

便秘・下痢

　便秘は、がんの痛み治療でオピオイド（医療用麻薬）を使うようになるとよく起こります（→ P83）。薬で対応します。胃腸の症状は、がんとは関係なく起こることも多いので、気になったときはかかりつけ医に相談を。

吐き気・嘔吐

　抗がん剤を使う場合は薬で予防します。吐き気を感じたら薬を追加することもできます。嘔吐した場合は、冷たい水でうがいすると楽になります。

不眠

　心身の不快感があればそれに対処します。せん妄を起こしたことがある場合は、ベンゾジアゼピン系睡眠薬の使用は慎重に（→ P50）。

倦怠感（→ P77）、
発熱（→ P75）にも
要注意

毎日のケアで不快な症状を減らす

日々の暮らしのなかで、心がけていきたいこともあります。

スキンケア

薬物療法を受けている人は、手や足の皮膚・爪の細胞が障害される副作用が現れることがあります（手足症候群）。

足の爪のまわりが腫れ上がったり、皮膚がひび割れたりして痛みが強いと、動かずにじっとしていることが多くなり、フレイルが進むことも。

お風呂上がりなどに保湿剤を塗り、皮膚のチェックと保護をはかりましょう。

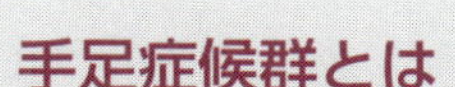

手足症候群とは

- 手足の皮膚の赤み、硬化、むくみ、しみ、水ぶくれなど
- 爪の変形や変色
- 手足のしびれ、痛みなどの感覚異常

皮膚への圧迫や摩擦・熱で悪化しやすいので、スキンケアとともに、手袋や厚手の靴下を着用し、手足に負担がかかる活動は控えます。ひどくなるようなら休薬したほうがよいこともあります。

口の中のケア

高齢のがん患者さんは、口の中（口腔）のトラブルをかかえるようになる人が多くみられます。口腔トラブルは食欲の低下や感染症につながりやすく、全身状態の悪化をまねくおそれもあります。

歯科で治療を受けるとともに、毎日の口腔ケアをきちんとおこなっていくことが大切です。

▼がんの患者さんによくみられる口の中の症状

- 乾燥
- 出血
- 不衛生、口臭
- 味覚障害
- 口内炎、口腔粘膜炎、歯肉炎など
- 口腔カンジダ症
- 歯科的なトラブル（虫歯、歯周病、入れ歯が合わない、歯がぐらつくなど）
- 顎骨壊死

食べたあとは水を口にふくみ、ぶくぶくさせて吐き出すことを習慣に

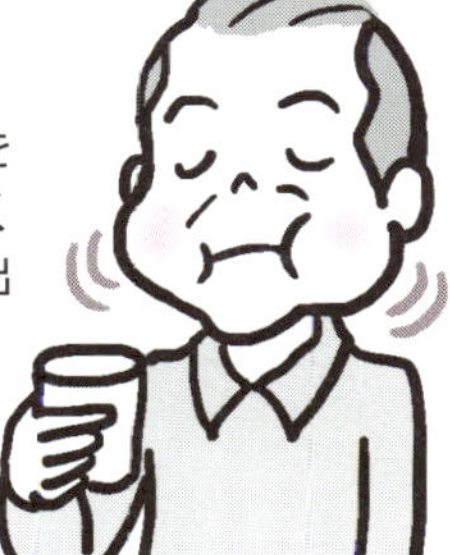

症状への対応②

痛みがあれば薬を使ってコントロールしていきます

在宅生活を続けながらでも痛み治療は受けられる

がんが進行すると、痛みが出やすくなります。原因はがんだけでなく、動かずにじっとしてばかりいるといった状況が痛みを生じさせることもあります。原因を明らかにしたうえで、痛みの緩和をはかります。

がんの痛み治療は、在宅のままでも受けられます。医療用麻薬といわれるオピオイドは、神経のオピオイド受容体というところに結合し、神経活動を抑制させる物質の総称です。薬で痛みを抑えにくければ、放射線療法や神経ブロックをおこなうこともあります。

がん患者さんにみられる痛みの原因

高齢の患者さんは、がんとは関係のない慢性的な痛みをかかえている人が少なくありません。原因に応じて対処していきます。

がん治療にともなう痛み
手術後の痛みや、がんの薬物療法や放射線療法で生じることがある皮膚炎など

がんそのものが引き起こす痛み
がんが増殖し正常な組織を侵したり、圧迫したりすることで生じる痛み

がんとは直接関係のない痛み
変形性関節症、胃潰瘍や胆石など、がんの有無とは関係のない病気がまねく痛み

消耗や衰弱による痛み
筋肉が減ったり、関節がかたくなったりすると、少し体を動かすだけで痛みが出やすくなる。寝たまま座ったままの時間が多いと褥瘡（じょくそう）（床ずれ）ができ、痛むことも

がんの痛み治療の原則

がんそのものが引き起こす痛みのコントロールは、痛みの程度に合った薬を規則正しく使用するのが基本です。痛みが強いときには「レスキュー」といって、使用回数を増やすこともできます。

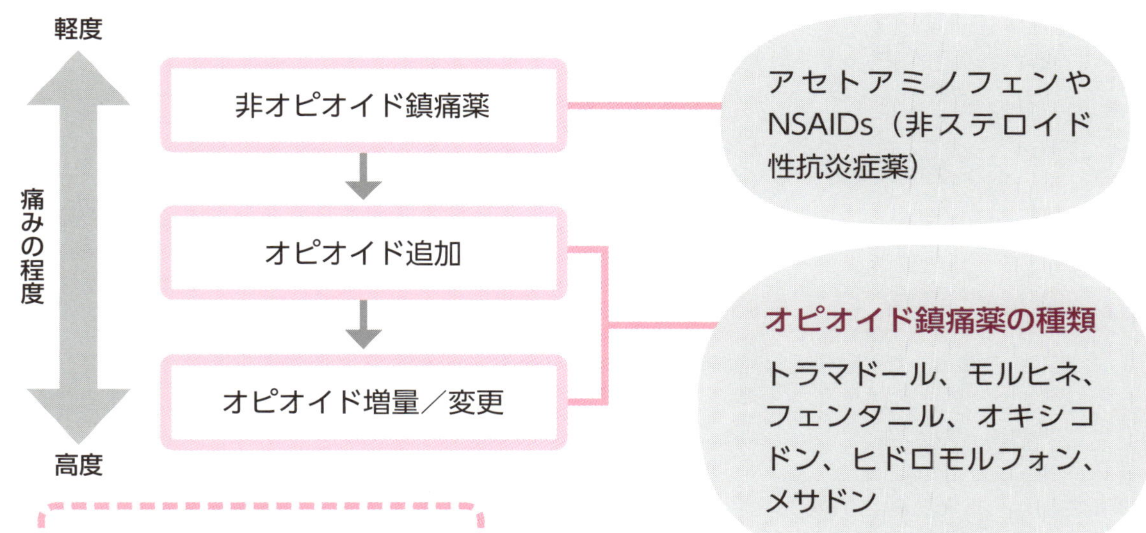

投与方法はいろいろ

飲み薬のほか、貼付薬、座薬などもあります。痛みが強い場合には、おなかや胸などに針を留置し、携帯型の持続注入ポンプから決まった量のオピオイドを一定の速度で体内に注入する方法もあります（持続皮下注入法）。

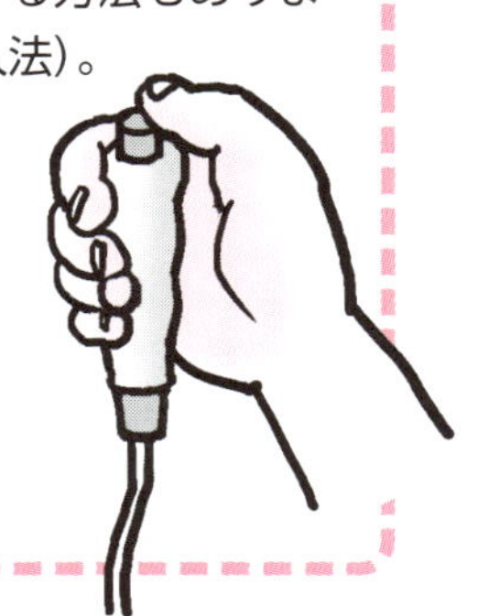

持続皮下注入法では手元のボタンを押すとレスキューのための薬が注入される

夜間、痛みに妨げられることなく眠れて、昼間は活動できるくらいにコントロールしていく

副作用にも対応

使い始めに吐き気や嘔吐が起こることもありますが、予防薬で対応可能です。眠気が強すぎる場合は薬の量を調整します。便秘は続きやすいので下剤で対応します。

心のケア

気持ちのつらさは「よい聞き手」が助けになります

がまんするだけでなく話してみる

高齢の患者さんは、「がんも人生の試練のひとつ」と忍耐強く受け止める人も多い一方で、同年代でがんのない人とくらべ、気分が落ち込んだり、なにもする気になれなかったりするなど抑うつの状態にある人が多いともいわれます。

気持ちのつらさをかかえていると、治療への意欲が低下したり、活動量が減ったりしがちで、よいことはありません。話せば楽になることもあります。がまんするだけでなく、自分の気持ちを話す機会をつくっていけるとよいでしょう。

身近な人が「よい聞き手」になるには

身近な人とゆっくり話せると、本人の気持ちは楽になることも多いでしょう。

気づく

笑顔がみられず表情が硬い、不眠を訴えるなど、元気がない様子が続くのは、気持ちのつらさの現れかもしれません。「調子はどう？」などと声をかけてみましょう。

否定せずに聞く

基本的には、患者さんのそばにいて話に耳を傾けるだけで十分です。患者さんはつらさを解決してほしいというより、自分の気持ちをわかってもらいたいのです。患者さんの話を否定せず、共感する姿勢を示すことが安心につながります。

いっしょに考える

病気や治療のことなどについて、患者さんが「知りたい」という様子がみられたら、医療者などから得た情報を伝え、今後のことなどをいっしょに考えていきます。

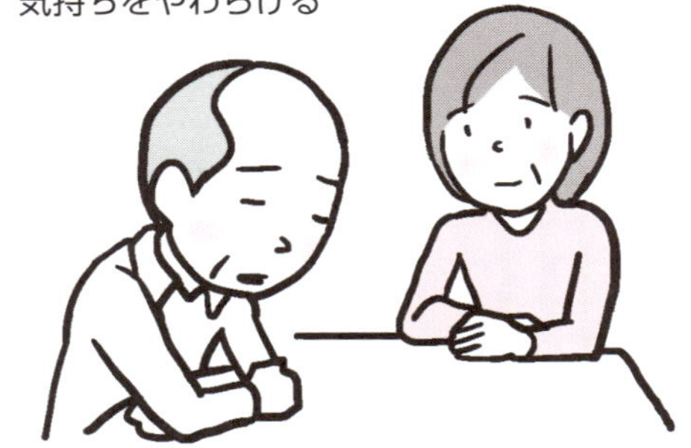

「そうだね」「それもそうだ」と受容的に話を聞く人の存在は、気持ちをやわらげる

家族も「つらさ」の解消を

身近な家族の協力は患者さんの力になりますが、一手に引き受けようとすると無理が生じます。支える側のつらさも減らしていくことが必要です。

離れる時間をつくる

患者さんが親の場合でも、パートナーの場合でも、ひとりですべてを引き受けようとすると心に余裕がなくなっていきます。介護サービスを利用するなどして、患者さんから離れる時間をつくりましょう。

「できる」ことに目を向ける

患者さんに対しても自分自身に対しても、「できなくなったこと」「調子が悪いところ」に目が向きやすいかもしれません。それればかりでは気が滅入りがちです。「できること」「よい変化」にも目を向けていきましょう。

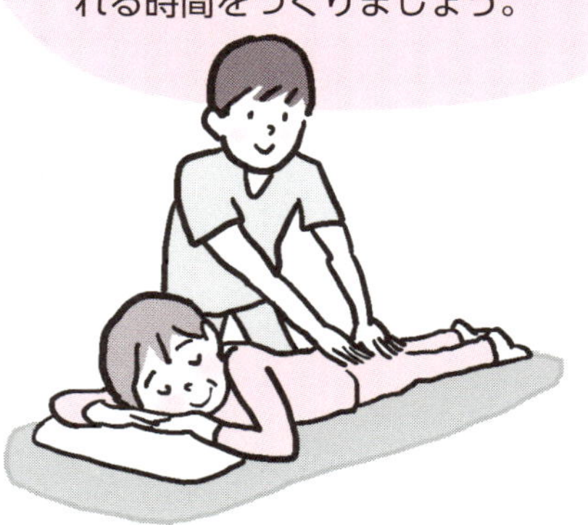

医療者などに相談する

患者さんの治療やケアを通じて、多くの医療者、関係者と接する機会があるでしょう。不安な点、困ったことなどは、看護師をはじめとする医療者、かかりつけ医などに相談してみましょう。

孤立を防ぐのは大切なこと

年齢が高くなればなるほど、これまでの人生で築かれてきた人とのかかわりは少なくなっていくことも多いでしょう。病気をかかえ、思うように活動できないと、さらに孤立しやすくなり、気持ちのつらさを増す要因になることもあります。

社会的孤立はさまざまな病気のリスクを上げるほか、がん患者さんの死亡リスクを上げるという報告もあります。

意識的に、これまでとは別のつながりを増やしていけるとよいでしょう。そのためには、介護サービスの利用もひとつの方法です。デイサービスや訪問介護などの利用に消極的な人もいますが、慣れてくると楽しみのひとつになっていくこともあります。

容態の変化

療養の場を変える選択肢もあります

望ましい療養場所はどこか考えておく

自宅や施設で療養生活を送るなか、本人も家族も最期まで「ここ」で過ごせるのか、入院するならどこへ、どのタイミングで移ればよいかなど、不安に思うこともあるでしょう。

人生の最終段階では、さまざまな変化がみられます。高齢の患者さんの場合、がん以外の原因で、容態に変化がみられることもあります。入院しなければ受けられない治療が必要になる例は少ないのですが、本人の希望、周囲の状況によっては、療養の場を変えるのもひとつの選択肢です。

人生の最終段階でみられる変化

人生の最終段階とは、これ以上治療をしても回復は期待できず、比較的短期間のうちに最期を迎えるであろうと考えられる時期を指します。この時期には、次のような傾向がみられます。

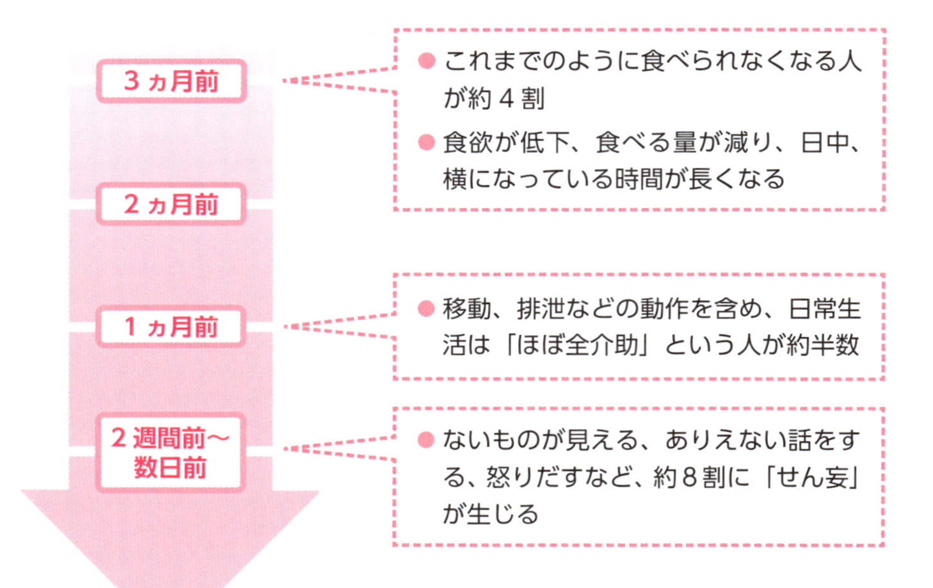

- これまでのように食べられなくなる人が約４割
- 食欲が低下、食べる量が減り、日中、横になっている時間が長くなる

- 移動、排泄などの動作を含め、日常生活は「ほぼ全介助」という人が約半数

- ないものが見える、ありえない話をする、怒りだすなど、約８割に「せん妄」が生じる

（国立がん研究センター実施の全国遺族調査による）

療養の場を変えるケース

痛みや不快感を取り除くためのケア、あらゆる日常生活動作への介助などが増えた場合、医療機関や緩和ケアを受けられる施設への入院・入所を検討することもあります。

病院の緩和ケア病棟などに入院する

積極的ながん治療をおこなわない場合には、緩和ケア病棟への入院が検討されます。緩和ケア病棟では、症状を緩和するための治療、肺炎などの治療、腹水を抜くなどといった医療的な対応がおこなわれます。

必ずしも「終(つい)の棲家(すみか)」ではなく、状態が落ち着いたら自宅に戻る、別の施設に移るために一時的に利用されることもあります。

緩和ケアを提供できる施設に入る

緩和ケアや看取りも可能な有料老人ホームも増えています。「ホスピス型住宅」といわれることもあります。医師は常駐していない場合でも、外部の医師・医療機関と連携はあり、医療的な対応も可能です。

ホスピスとは？

緩和ケアを受けながら人生の最終段階を過ごすための場。緩和ケア病棟を指すこともある

緊急入院となることも

- 大量の下血、吐血があった
- オピオイドが効かない激痛や、息苦しさに苦しんでいる

などといった場合、本人が入院を望んでいれば、病院に運ばれてすぐに一般病棟などに入院となることもあります。

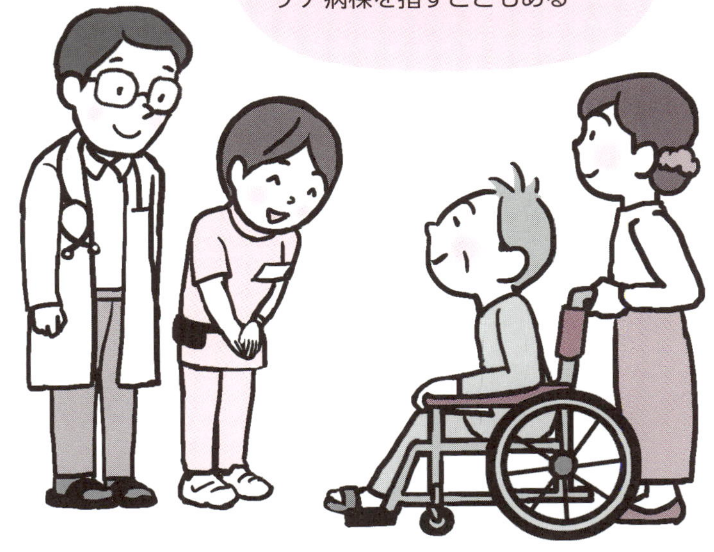

最期のとき①

住み慣れた場で過ごすなら備えが必要です

在宅のまま最期を迎える人も増えている

がんの患者さんが、最期を迎える場所としていちばん多いのは医療機関ですが、近年は、在宅で緩和ケアを受けながら最期を迎える人も増えています。

「終活」という言葉がよく見聞きされます。自宅で最期を迎えたいという思いがあれば、そのために必要な環境を整えていくのもそのひとつです。

身寄りがない人などは、自分が亡くなったあとにも備えておけるとよいでしょう（↓P90）。死亡後の事務的な手続きは、介護・医療では対応できないこともあります。

在宅での看取りに必要なこと

在宅で療養を続けて最期までという人もいれば、「最期は家で」と、病院や施設から自宅に戻る人もいます。どちらにせよ準備は必要です。

本人の希望

「最期は家で」と本人が望んでおり、家族にその望みを叶えたいという思いがあるかどうかが重要です。

ケアを受けられる態勢

訪問診療や訪問看護を導入し、介護サービスを利用しながら、在宅緩和ケアが受けられるようにしておきます。

家族の協力・理解

最終段階が進むとともに介護の負担は大きくなります。さまざまなサービスを利用するとしても、身近な人がつきそう時間は増えるでしょう。家族・親族の協力と理解が必要です。みんなが在宅での看取りに納得していないと、「入院させるべき」などと意見が分かれることもあります。

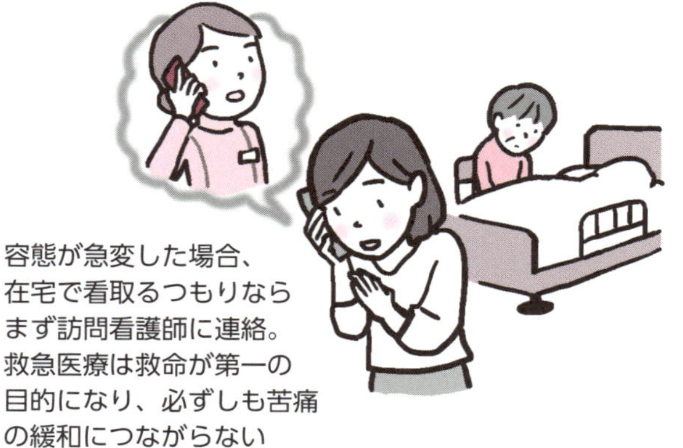

容態が急変した場合、在宅で看取るつもりならまず訪問看護師に連絡。救急医療は救命が第一の目的になり、必ずしも苦痛の緩和につながらない

起こりやすいこと、できること

ほとんどの時間、眠ったままになり、目を覚ましているようでも意識がはっきりしない状態が増えていきます。返答はなくても話しかけたり、近くで家族どうしが話したりしながら過ごす時間を増やすとよいでしょう。心配なことがあれば、家族は訪問看護師、訪問診療医などに相談を。

息をするたびゴロゴロ鳴る

▶背中を少し上げて横向きの姿勢で寝かせたり、痰の吸引をおこなったりする

息をするときに肩や顎も動き、息苦しそう

▶自然な変化なので、見守る

手足が青黒くなる／脈が触れなくなる

▶さすったり、クリームを塗ったりしてもよい

なにも飲めず、唇がカサカサしている

▶水を含んだ綿棒やガーゼを使いしめらせる

せん妄が出る

▶穏やかに声をかける（→ P50）

痛みで苦しんでいる

▶医療用麻薬がきかなければ、薬で意識レベルを下げることで楽になることも（鎮静）

命をつなげるかもしれない処置

命をつなぐための医学的処置を受ければ、最期を迎えるまでの時間を少し長くできるかもしれません。しかし、苦痛が長引くおそれもあります。

■**点滴（輸液）**　口から水も飲めないときに検討されるが、水分が多くなりすぎると、痰が増えたり、むくみがひどくなったりすることも

■**人工透析**　腎機能が低下したときに、機械を使って血液中の老廃物や不要な水分を除去する

■**人工呼吸器**　自力で呼吸できなくなったときに、口から気管に管を挿入したり、気管（頸部）を切開して肺に酸素を送る

■**心肺蘇生**　心臓も呼吸も止まったときにおこなわれる心臓マッサージ、人工呼吸、電気ショックなどの処置

「そのときのこと」を話し合っておきましょう

最期も、そのあとも本人の意思が最優先

死が間近と考えられるとき、延命につながるかもしれない医学的処置（↓P89）を受けるかどうか、本人がその場で自分の意思を伝えるのは難しいこともあります。もっと前の段階で自分の希望を示しておけば、医療者や家族、介護者は本人の意思を推定しやすくなります。タブー視せず、話し合っておきましょう。

身寄りがない、家族に頼りたくないなどという場合は、司法書士、弁護士など法律の専門家と「死後事務委任契約」を結んでおくことも検討しましょう。

自分の願いを示しておく

亡くなるまで、そして亡くなったあと自分が望むように、また周囲が困らないように備えておきましょう。

医療・ケアについて

人生の最終段階で受けたい、受けたくない医療・ケアなどについて、身近な人と話し合い共有する取り組みをアドバンス・ケア・プランニング（ACP）、人生会議などといいます。考えや気持ちは変わることも。一度の決定にこだわらず、何度も話し合いましょう。

- できることはすべてやってほしい
- 無理のない範囲でできることを
- 延命できなくても苦しいのはいや
- 管を入れたりしたくない　など

事務手続きについて

身寄りがない人などが亡くなったあとの事務的な手続き（死後事務）を、だれが、どのように進めるか問題になることが少なくありません。

ひとり身の方などは、法律の専門家などと死後事務委任契約を結んでおけば安心です。

- 死亡届や各種の行政的な手続き
- 葬儀関連の手続き。葬儀場や葬儀形式などの指定も可能
- 家賃・医療費・介護費の支払い
- 自宅・自室などの片づけ　など

講談社 健康ライブラリー イラスト版

前立腺がん
より良い選択をするための完全ガイド

東京慈恵会医科大学泌尿器科主任教授兼診療部長
頴川 晋 監修

がんになっても適切な対応で長生きできる！
診断の確定から最新治療・治療後の生活までわかる！

ISBN978-4-06-259815-6

新版 食道がんのすべてがわかる本

社会医療法人恵佑会会長
細川正夫 監修

がんの深さや転移の状況は？ より確実に治すには？
食道がんの基礎知識から最新治療まで徹底解説！

ISBN978-4-06-534348-7

血液のがんがわかる本
リンパ腫・白血病・多発性骨髄腫

国立がん研究センター中央病院血液腫瘍科長
伊豆津宏二 監修

治療の進め方、治りやすさはタイプによって違う。
病気の基礎知識と最新治療をわかりやすく解説！

ISBN978-4-06-533695-3

乳がんのことがよくわかる本

聖路加国際病院乳腺外科部長 ブレストセンター長
山内英子 監修

乳房を残す？ 再建する？ どんな治療をするの？
治療の実際から治療後の生活までやさしく解説。

ISBN978-4-06-513701-7

子宮がん・卵巣がん
より良い選択をするための完全ガイド

がん研有明病院健診センター部長
宇津木久仁子 監修

どんな病気か、どう対処していけばよいか？
診断の確定から最新療法・治療後の生活まで、すべてわかる！

ISBN978-4-06-259810-1

リンパ浮腫のことがよくわかる本

がん研有明病院健診センター検診部部長
リンパケア室室長
宇津木久仁子 監修

リンパ節をとる手術を受けた時点で、予備群に。
診断・治療から悪化を防ぐ暮らし方まで徹底解説！

ISBN978-4-06-514666-8

講談社 こころライブラリー イラスト版

うつ病の人の気持ちがわかる本

大野裕、NPO法人コンボ 監修

病気の解説本ではなく、本人や家族の心を集めた本。
言葉にできない苦しさや悩みをわかってほしい。

ISBN978-4-06-278966-0

認知症の人のつらい気持ちがわかる本

川崎幸クリニック院長
杉山孝博 監修

「不安」「恐怖」「悲しみ」「焦り」の感情回路。症状が進むにつれて認知症の人の「思い」はどう変化していくのか？

ISBN978-4-06-278968-4

■ 監修者プロフィール

小川朝生（おがわ・あさお）

1999 年大阪大学医学部卒業、2004 年同大大学院医学系研究科修了。国立病院機構大阪医療センター神経科を経て、2013 年に国立がん研究センター東病院臨床開発センター（現：先端医療開発センター）精神腫瘍学開発分野長、2015 年より国立がん研究センター東病院精神腫瘍科長。精神腫瘍科医としての診療の傍ら、せん妄、認知症、高齢者のがん治療に関する研究をおこなっている。

健康ライブラリー

75歳からのがん治療
「決める」ために知っておきたいこと

2024年12月10日　第1刷発行

監　修	小川朝生（おがわ・あさお）
発行者	篠木和久
発行所	株式会社 講談社 東京都文京区音羽２丁目12-21 郵便番号　112-8001 電話番号　編集　03-5395-3560 販売　03-5395-5817 業務　03-5395-3615
印刷所	TOPPAN 株式会社
製本所	株式会社若林製本工場

N.D.C.493　98p　21cm

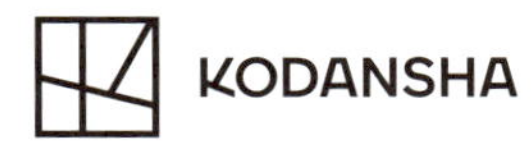

ISBN978-4-06-537410-8

■ 参考文献

『高齢者のがん診療における意思決定支援の手引き』（国立がん研究センター）

『高齢者がん医療 Q&A　総論』（日本がんサポーティブケア学会）

『高齢者がん診療ガイドライン　2022 年版』（厚生労働科学研究費補助金「高齢者がん診療ガイドライン策定とその普及のための研究」研究班）

『新版 がん緩和ケアガイドブック』（日本医師会）

がん情報サービス（国立がん研究センター）

● 編集協力　オフィス 201、柳井亜紀
● カバーデザイン　山原 望
● カバーイラスト　梶原香央里
● 本文デザイン　南雲デザイン
● 本文イラスト　千田和幸　梶原香央里

キリトリ線

これから どうする？

がん患者と家族のための

考え整理ノート

がんについて、どのような方針でどのように治療していくかを決めるには、
がんを患う人自身の考えを明らかにしておくことが大切です。
あなたが患者さん本人ならご自身で、ご家族の方なら、
患者さん本人の考えを聞きながら、各項目について記入していきましょう。

名前 ＿＿＿＿＿＿＿＿＿＿＿＿＿＿＿＿

いっしょに
話し合った人 ＿＿＿＿＿＿＿＿＿＿＿＿＿＿＿＿

記入日　　　　年　　　　月　　　　日

- このノートは、切り取り、綴じて使うこともできます。
- ノートに記した内容は、ご家族だけでなく、医師や看護師、その他かかわりのある医療者とも共有しておきましょう。

考え整理①

大切にしたいこと、心配なことはなに？

患者さん自身の気持ちや考えに当てはまる項目の□にチェックを入れ、
［　］の中にはより具体的な考えを書き出しましょう。

▼これから先の人生で、大切にしていきたいこと

□ これまでどおり暮らしていくこと

★どこでだれと暮らし、どんな生活を送っているか

［例：自宅で家族と過ごし、趣味や仕事の活動でときどき出かける　］

★この先もできるだけ続けたい、続いてほしいこと

［例：家族と過ごす時間／趣味の活動　など　］

□ がんの治療を受け、できるだけ長く生きること

□ 痛みや苦しみが少ない状態で過ごせること

□ その他［　］

▼今、心配していること

□ がんが進み、苦しい思いをすること

□ 治療の副作用に苦しむこと

□ 体力が落ちて、これまでのように暮らせなくなること

□ 介護が必要になり、人の助けを借りなければならなくなること

□ 経済的なやりくり

□ その他［　］

キリトリ線

キリトリ線

▼お金に関すること

□ 治療のためであれば、いくらお金がかかってもよい

□ 健康保険でカバーできない治療は受けたくない

□ お金に余裕がないから治療は受けられない

□ その他 [ ]

経済的な不安が強ければ家族だけで解決しようとせず、病院や公的な機関の相談窓口を利用しましょう（→ P36）

▼治療について決めるとき

□ 自分で考えて決めたい

★理由は？

[ ]

□ 医師の言うとおりにしたい

★理由は？

[ ]

□ 家族に任せたい

★理由は？

[ ]

□ その他

[ ]

だれの気持ちや意見をいちばん大切にしたいか、患者さん自身の思いを明らかにしておきましょう

キリトリ線

考え整理②

自分のがん、自分の体の状態は？

医師に聞いたことをまとめておきましょう。書き込めないところがあれば、医師に尋ねてみましょう。

▼自分のがんのこと

病名	進行の程度	悪性度
	早期 → 進行	

▼がんがみつかった部位

各臓器の位置は本書の 13 ページ参照。膵臓や腎臓は背中側に位置する

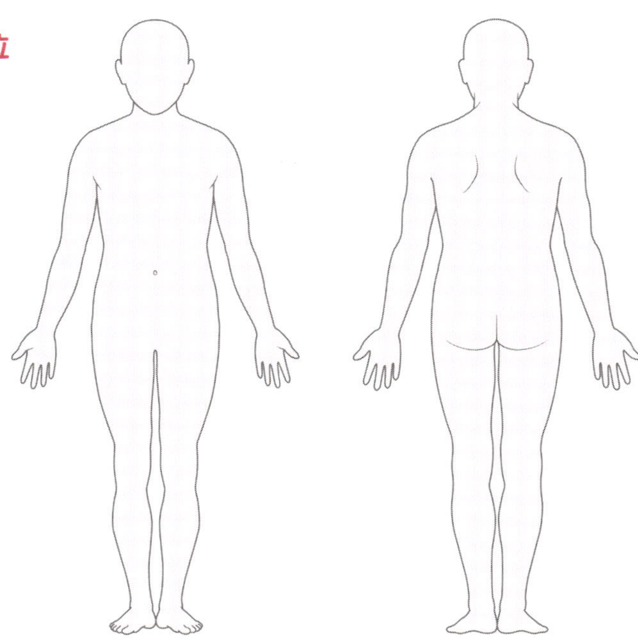

キリトリ線

▼医師から聞いていること

★がんの状態について

[ ]

★がんの治療の可能性を期待できる効果、治療にともなう変化やリスク

[ ]

★治療しない場合にどのようなことが起こる可能性があるか

[ ]

▼がん以外の病気や健康状態

- [ ] がん以外に治療中の病気はなく、元気に過ごしている
- [ ] がん以外の病気で治療を受けている

★なんの病気で、どんな治療を受けているか

[ ]

★暮らしにどんな影響があるか

[ ]

- [ ] 持病はあるが自立した生活を送れている
- [ ] (持病があってもなくても)心身の衰えが進んでいる

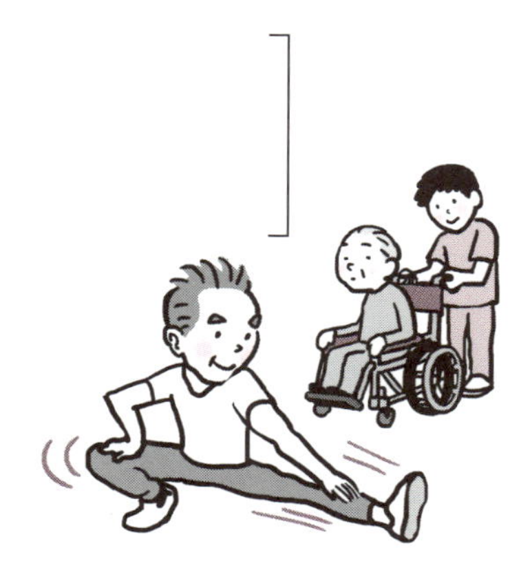

キリトリ線

考え整理③

「こうする」と「どうなる」か、くらべます

医師が示す治療の進め方が複数あればそのすべてを、
ほかの対応を希望する場合はそれも書き出し、くらべてみましょう。

▼医師が示す治療の進め方

1	2	3

▼それ以外の対応

- □ 別の治療を試したい
- □ ほかの医師の考えも聞きたい（セカンド・オピニオンを希望する）
- □ がんの積極的な治療はしない

セカンド・オピニオンを求めた場合は、それを踏まえたうえで比較します

キリトリ線

▼「それ」を選ぶとどうなるか

治療の進め方		メリット 期待できる効果など	デメリット 副作用や合併症のリスク、体に残る変化、がんの進行による症状など	価値観への影響 大切にしたいこと、心配していることへの影響や費用のこと
医師が示す方法	1			
	2			
	3			
その他				
治療しない				

考え整理④

自分の考えをまとめておきます

これまで書き込んできた点をすべて踏まえ、
これからの方針を決め、記入します。

▼くらべて考えたこと

★希望する治療の進め方

[ ]

★理由

[ ]

★治療をうまく進めるために自分でできる工夫や対策

[例：リハビリに取り組む／薬をきちんと服用する　など]

積極的な治療を望まない場合

★理由

[ ]

★症状が強まったらどうする？

[ ]

▼まわりの人に配慮してほしいこと

★医療スタッフ（医師や看護師）へ

[ ]

★家族へ

[ ]

キリトリ線